100일 안에 몸 깨우기

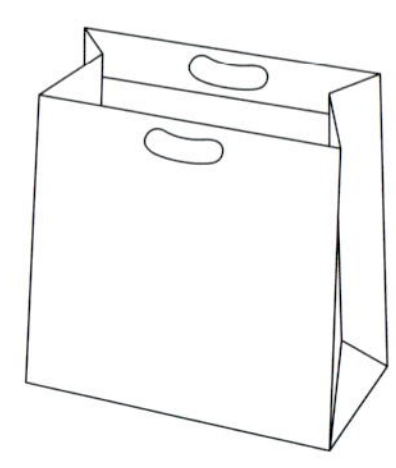

먹으면서 빼는 살잡이 100일 다이어트

초판 1쇄 발행 • 2005년 3월 2일
초판 3쇄 발행 • 2008년 9월 22일

지은이 • 오윤호
펴낸곳 • 팜파스
펴낸이 • 이지은

기　　획 • 한성출판기획(www.ibook4u.co.kr)
디 자 인 • 김석일, 장주훈
삽　　화 • 이　영
사　　진 • 한승연
마 케 팅 • 정재훈

등록 • 2002년 12월 30일 제10-2536호
주소 • 서울시 마포구 서교동 404-26 팜파스빌딩 2층
전화 • (02) 335-3681
팩스 • (02) 335-3743
홈페이지 • www.pampasbook.com
이메일 • pampas@pampasbook.com

값 12,000원
ISBN 89-90607-24-8　　03510

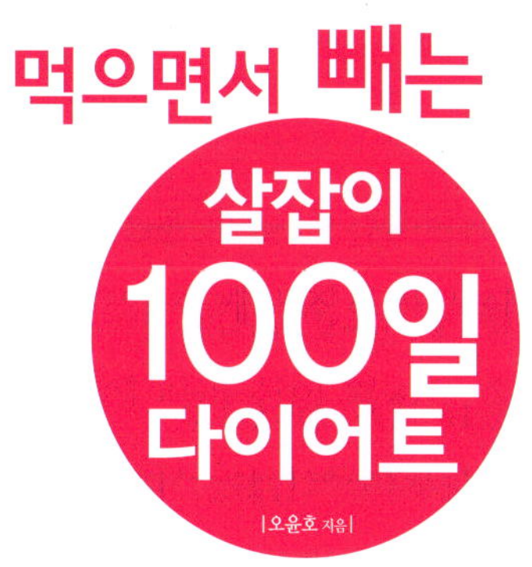

팜파스

살잡이란 말은

고래를 잡는 사람을 고래잡이라 하는 것처럼
'살을 잡는 사람' 이란 뜻으로 만든 신조어입니다.

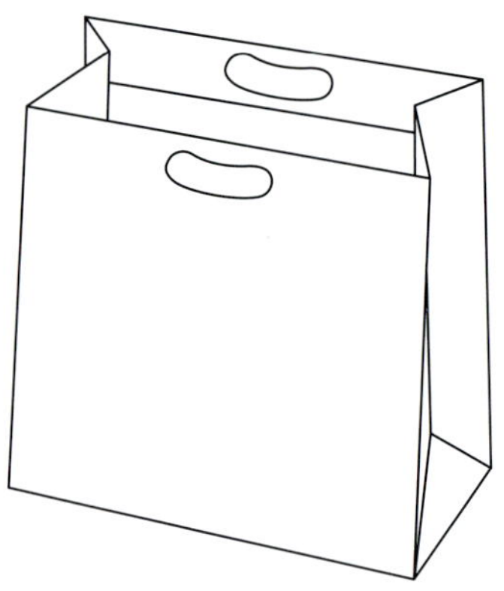

　만약 당신이 체중을 줄이기 위해 글리코겐의 합성 분해과정이나 아드레날린이 지방 분해에 미치는 영향, 기초 대사량과 김밥 한 줄의 칼로리양 같은 지식을 알고 싶다면 다음 페이지를 넘길 필요가 없습니다. 체중만 줄이기에 급급한 일반적인 다이어트 정보를 원하는 분들도 마찬가지입니다.

　유행하는 각종 다이어트를 따라 하다 실패만 거듭한 당신. 다이어트 이론은 어느덧 박사급이 되었지만 정작 체중 감량은 성공 못한 분들. 그리하여 이제는 내 몸에 꼭맞는 다이어트 방법을 알고 싶으신 분들만 책장을 넘기세요. 살잡이는 단지 몇 킬로그램의 체중만 줄이는 일시적 다이어트가 아니라, 목선과 등선, 팔다리와 배, 허리선과 종아리의 각선미를 살리고 몸의 치수를 줄이는 방법을 알려주는 진정한 다이어트. 바로 그런 다이어트가 필요한 사람들을 위한 책입니다.

예전에는 남들처럼 칼로리 계산 같은 교과서적인 내용을 토대로 다이어트를 지도했으나 대부분 만족을 얻지 못했다. 게다가 다이어트를 많이 시도했던 사람일수록 성공률이 낮았다. 체중 감량과 날씬한 몸매를 만들기 원하는 사람들의 꿈을 이루기 위해 각 사람마다 다른 차이를 찾아야 했다. 이제 10년 넘게 직접 다이어트를 지도하면서 경험하고 연구한 결과를 하나의 다이어트 방법론으로 체계화할 수 있게 되었다. 그것이 바로 '살잡이' 이다.

살잡이 홈페이지를 만들면서부터 다양한 사람들을 만났다. 선천적으로 타고난 몸매가 아닌 사람을 변화시켰고, 18kg 또는 12kg을 감량시키고 몸매를 다듬어서 미스코리아로 만들기도 했으며 어려서부터 뚱뚱했던 유아 비만자도 30~54kg을 감량시켰다. 온라인 상으로 서울, 지방, 세계 각지역의 여러 사람들을 만나 소중한 인연을 맺었는데 어떤 분들은 직접 보지 않아서 그런지 성공 여부를 의심하기도 한다. 그러나 필자는 확실히 말한다. 그건 기우일 뿐이라고.

2002년 미스코리아 진 금나나 씨 역시 경북대학교 의과대학 재학 중 100일 동안 온라인 상으로 관리를 받았다. 오프라인으로는 단 한 번 일일교육을 받으러 왔는데 그때는 나나 씨가 너무 완벽하게 알고 있어서 더 이상 가르쳐 줄 게 없었다. 이처럼 살잡이 100일 프로그램은 충분히 혼자 실행 가능한 식단과 운동이기 때문에 강한 의지만 있다면 걱정 할 필요가 없다.

많은 사람들과 소중한 인연을 맺으면서 외형적인 날씬한 몸매뿐만 아니라 변하는그들의 삶에 대한 태도를 보면서 예술가가 작품을 만들때 느끼는 보람이 이런 것이 아닐까라는 생각을 했다. 게다가 사회 각 분야에서 자신감 넘치는 생활을 하면서 감사 연락을 해오는 수많은 살잡이 회원들을 만날 때면 더더욱 진한 감동을 느낀다.

10년 전에는 '걷기'로 다이어트를 시도한다고 하면 손가락질을 받았는데, 5년 전부터 걷기가 다이어트의 정석으로 자리 잡게 되었다. 요즘 웰빙 열풍을 타고 각종 매스컴을 통해 살잡이 식단의 우수성이 알려지면서 한층 더 살잡이 다이어트의 입지가 굳어지고 있으니 감사할 따름이다.

이 책을 통해 보다 많은 사람들이 잘못된 다이어트 상식에서 벗어나 체중만 줄이는 다이어트가 아니라 식습관과 생활 습관을 통째로 바꿔 체질과 성별, 나이에 관계없이 날씬하고 건강하게 사는 법을 배우게 된다면 이 책을 쓴 최고의 보람이 될 것이다.

살잡이 대상 **오윤호**

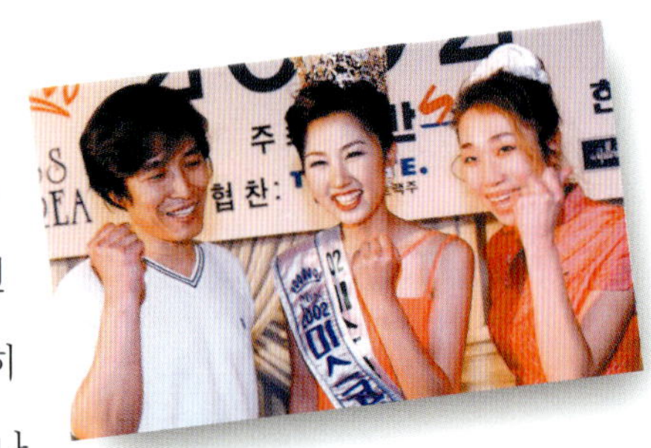

'풍요 속의 빈곤'이란 말이 요즘 우리의 음식 문화를 잘 표현하고 있는 것 같습니다. 불과 50년 전만 해도 먹을거리가 부족해서 충분히 먹을 수 없었지만, 지금은 어디를 가나 먹을 음식이 넘칩니다. '과유불급'이란 말처럼 이러한 풍족함이 좋은 것만은 아닙니다. 옛날 사람들은 없어서 못 먹어 고생했지만 요즘은 비만으로 새로운 고생거리가 생겼습니다. 젊은 여성들만의 전유물이었던 다이어트가 비만 스트레스 때문에 이제는 남녀노소 상관없는 모든 이들의 관심사가 되었습니다.

한때는 '단순 체중 감량 = 다이어트'라는 개념이었던 다이어트가 이젠 웰빙의 열풍과 더불어 '건강을 함께 고려한 체중 감량 = 다이어트'라는 개념으로 달라졌습니다. 다이어트 열풍과 함께 갖가지 다이어트 방법과 약이 개발되었고 우리는 여러 다이어트 비법의 홍수 속에서 무엇을 어떻게 해야 할지 모를 지경입니다. 이 방법대로 조금 실천하다가 포기하고, 다시 저 방법대로 조금 실천하다가 포기하고…. 이러다가 결국 체중은 더 늘고, 자신감은 사라지고, 심지어 폭식증과 거식증이 생기기도 합니다.

저는 2002년 미스코리아 진 당선 이후, 여러 인터뷰에서 살잡이라는 프로그램을 통해 10kg을 감량했다고 이야기했습니다. 그때 많은 분들이 저와 살잡이를 광고주와 광고 모델의 관계가 아닌가 하는 부정적인 시선으로 바라보셨습니다. 그러나 저는 살잡이 다이어트 방법으로 큰 효과를 보았기에, 여전히 올바른 방법이라고 믿고 있는 살잡이에 대한 정보를 나누고 싶었습니다. 물론 지금도 '정보 공유'라는 첫 마음은 여전합니다.

자신 있게 '살잡이'를 추천하고 싶습니다. 자연식과 함께 여러 가지 영양소를 골고루 섭취할 수 있도록 구성된 식이요법! 내일 소금씩 늘려가기 때문에 부담없는 운동량이라서 몸도 무리하게 혹사되지 않습니다. 100일 동안 힘든 과정을 잘 이겨갈 수 있게 도와주시는 대장님! 그리고 홈페이지의 사랑방과 일기방에서 회원들과나누는 대화가 여러분의 든든한 동반자가 되어줄 것입니다.

다이어트는 결국 자기 자신과의 싸움입니다. 그동안 실패를 많이 하셨다면 이제 정말 마지막이라는 각오로 다시 의지를 갖고 도전해 보세요. 여러분도 할 수 있습니다!

이 책을 출판하신 대장님께 진심으로 축하드리며, 비만으로 고생하시는 많은 분들에게 이 책이 큰 힘이 되길 바랍니다.

2002년 미스코리아 진 **금나나**

CONTENTS

Part 3

실전 살잡이 100일 프로그램

CONTENTS

Round 3. 몸 다지기

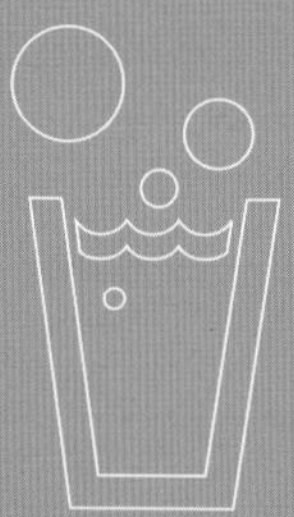

Part 1

지금까지의 다이어트 상식은 머릿속에서 완전히 지워라

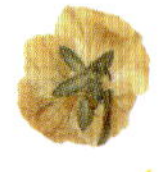

다이어트를 위해 박사 과정을?

지금까지는 다이어트를 하기 위해 천재나 박사가 되려는 사람이 많았다. 인체에 대해서 상당한 수준의 지식이 있는 사람들은 부교감신경이 신진대사율에 미치는 영향과 ATP 공급 시스템이 어떠한지도 꿰차고 있다. 이런 사람들에게 김밥 한 줄의 열량이 230kcal, 토스트 하나는 400kcal이라는 정보는 기본이다.

하지만 우리는 연구를 하거나 과제물을 만들어야 하는 사람이 아니다. 살을 빼야 할 사람들이다. 목표달성을 위해 이제까지 머릿속에 채워놓았던 교과서적 내용을 모두 비우고 바보가 될 필요가 있다. 이제부터 오늘 정해진 양의 운동을 하고 미리 짜놓은 식단대로 음식을 섭취하자. 그리고 일기장에 만점이라고 표시하고 자신을 칭찬하자. 일주일에 한 번씩 몸의 치수를 체크하고, 살이 빠진 거울에 비친 내 모습을 즐긴 다음, 날씬하게 바뀔 자신의 미래를 상상하며 웃음 짓자.

살잡이 프로그램을 실천한 많은 선배들은 닭 2마

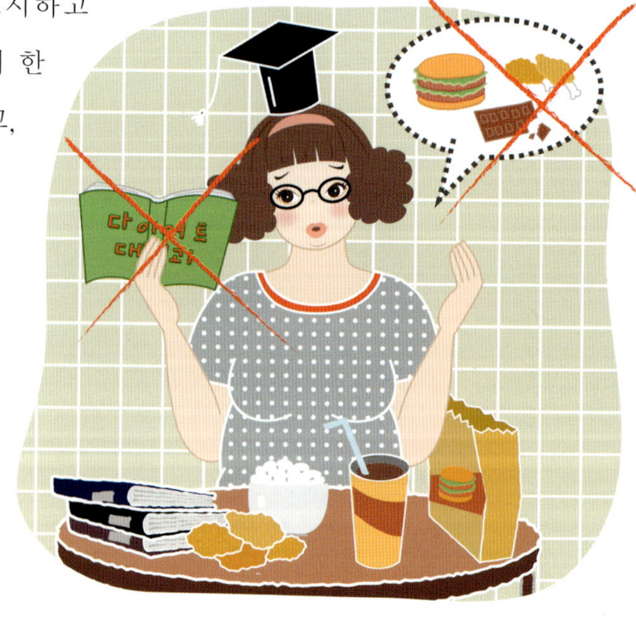

리와 삼겹살 5인분, 우동 곱배기를 먹으면서도 원하는 만큼 살을 뺐다. 어려운 칼로리 계산은 하지도 않았다. 이 프로그램을 따라하다 보면 어느 날 당신은 동굴을 뛰쳐나간 호랑이가 아닌 아름다운 웅녀로 변신할 것이다.

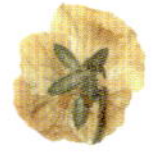

살을 빼기 위해 적게 먹자고? 천만의 말씀!

다이어트를 하고 있는데 "많이 먹어!"라는 말을 들으면 거의 모든 사람들이 말도 안 된다고 말한다. 기존 다이어트처럼 힘겹게 식사량을 줄일 경우, 인간의 자연스러운 욕구인 식욕을 과도하게 억제한 반작용으로 폭식과 같은 잘못된 습관이 생기게 마련이다. 그 결과 자멸감으로, 좋은 결과 없이 되풀이만 하는 다이어트의 늪에 빠지게 된다. 물론 다이어트를 위해 많이 먹는 것이 좋을 리는 없다. 하지만 갑작스럽게 평소에 먹던 양에 비해 음식 섭취량을 줄이면 오히려 먹고 싶은 욕구가 커져 스트레스가 쌓인다. 스트레스는 폭식으로 이어져 결국 '폭식과 후회'로 이어지는 고치기 힘든 나쁜 습관으로 자리 잡게 되는 것이다.

식당에서 삼겹살 3인분을 먹는다고 하자. 1인분을 추가해서 먹고 싶다면 편안한 마음으로 그 중 1/2인분만 먹고 수저를 놓아라. 그러면 당신의 삼겹살 양은 3인분 반이 되는 것이다. 하지만 남은 고기가 아깝다고 마저 먹어버리면 자신의 양을 초과하게 된다. 이런 습관이 반복되면 결국 자신의 한 끼 식사량만 늘어나는 셈이 된다. 반대로 살이 찌는 것이 두려워 2인분만 먹는다면 식사량을 채우고 싶은 욕구를 억누르게 된다. 과도한 식욕 억제는 폭식의 지름길이다. 그러므로 우리는 편안한 마음으로 음식을 먹으면서 배가 부르다고 느낀 순간 바로 수저를 놓는 습관을 들여야 한다. 살잡이는 식사량에 대한 부담 없이 편안하게 먹으면서 그동안의 스트레스에서 벗어날 수 있도록 도와준다. 게다가 잘못된 폭식 습관까지 바꿔준다.

그동안 살빼기의 적인 패스트푸드와 인위적 단맛에 길들여진 입맛을 자연식과 건강식으로 길들일 필요가 있다. 특히 설탕과 조미료를 제한하고 단조롭고 담백한 조리법을 써야 한다. 단맛을 좋아하던 자신도 의식하지 못하는 사이에 천천히 양을 줄여서 '건강하게 마른' 사람들의 입맛으로 변해야 한다. 지금까지는 맛때문에 음식을 먹어 왔다면 이제는 살기 위해 먹는다는 생각을 갖자.

의도적으로 양을 줄이는 다이어트는 이제 그만하자! 맘껏 먹으면서 자연스럽게 양을 줄이자. 건강하게 마른 사람들의 입맛과 습관이 몸에 배면 당신은 뺀 살을 지킬 수 있는 능력을 갖춘 것이다.

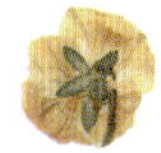

사회생활을 방해하는 다이어트는 이제 그만두자!

사람들을 상담하다 보면, 비용이 많이 들어가는 다이어트를 시도했던 사람들이 의외로 많다. 그들은 투자한 돈이 아까워서라도 어쩔 수 없이 회식과 친구들을 피해다닌다. 이렇게 살면 스트레스가 쌓이고 심신이 지칠 뿐이다. 혼자 다이어트를 하는 사람 역시 음식의 유혹에 쉽게 무너졌다가 후회하는 악순환을 반복하면서 자신감을 잃어 간다. 이 경우 모두 일상생활과 다이어트를 함께 하면서 겪게 되는 스트레스이다. 사회생활을 이어갈 수 없는 다이어트는 자신만의 담을 쌓아 외부에서 격리될 뿐이니 결국 우울증까지 온다. 이런 일반적인 다이어트 법에서 빨리 벗어나야 한다.

애주가이거나 친구, 동료들과의 모임이 많은 사람은 회식을 피하려고만 하지 말고 즐기면서 다이어트를 하자. 다이어트를 지도하는 사람이 이런 말을 한다고 정신이 나간 것이 아닌가 생각할지도 모르겠다. 물론 술을 많이 마시는 것은 건강에 좋지 않다. 적당히 술을 마시고 회식을 즐기면서 살을 빼온 살잡이 선배들을 보면서 자신감을 갖자! 자! 지금부터는 일부러 회식 자리를 만들 필요는 없지만 피하지 않아도 된다.

살잡이는 술의 경우 소주와 맥주 그리고 위스키를 허용한다 와인이나 청주, 샴페인과 칵테일, 막걸리 등은 금지시킨다. 안주는 그날의 저녁 식단으로 해결하면 그만이다. 안주는 양념하지 않은 고기, 즉 삼겹살, 목살

등의 돼지고기나 안심, 등심, 갈비살 등의 소고기, 닭고기(전기구이 통닭이
나 밀가루를 벗긴 후라이드 치킨 등), 생선류(생선회, 굴, 멍게, 삶은 새우, 게찜,
생선구이 등 – 자세한 내용은 100일 식단 참고), 이렇게 네 가지 중에 하나를
선택한다. 그리고 동료들과 맥주를 마실 때는 통닭집으로 가고, 소주를 마
시려는 분위기면 먼저 고깃집으로 끌고 가라. 그렇게 하면 사회생활에 아
무런 지장을 주지 않고 다이어트에도 문제가 없을 것이다. 단 지나친 음주
는 건강에 해가 될 뿐더러 자제력을 잃게 해서 살잡이의 금지 식품을 먹게
만들 수 있으니 정도를 넘게 마시는 일은 없어야 한다.

이제껏 다이어트의 금기로 알려진 고기와 술을 먹
으라니 주저하는 사람들도 있을 것이다.
지금까지 쌓은 다이어트 상식을 모두
떨쳐버리고 편안한 마음으로 회식과
모임을 즐기며 살잡이에 도전하라. 그렇
게 해야 성공한다.

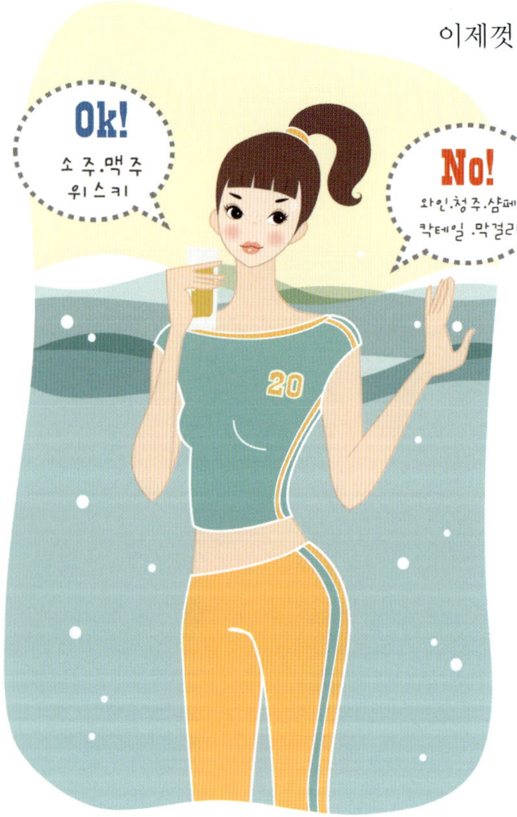

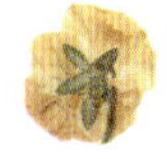

체중계와 씨름하지 말자

유산소 운동으로 땀을 흘린 뒤 체중계에 올라가서 수분이 조금 빠진 만큼만 내려간 체중을 보며 웃음 짓는다. 다시 수분을 보충하면 원래대로 돌아간 체중에 한숨이 나온다. 대변을 본 뒤 500g 정도 내려간 체중을 체크했는데 음식을 먹고나면 체중은 다시 500g 이상 올라가고 그저 한숨만 나온다. 이런 되풀이를 하는 사람이 많을 것이다. 이는 주머니에 물건을 넣고 체중계에 올라 섰다가 깜짝 놀라 주머니에 든 물건을 모두 빼고 다시 올라가서 체중이 줄었냐며 좋아하는 어리석은 짓일 뿐이다.

살은 음식을 먹었다고 바로 찌고 운동을 했다고 바로 빠지지 않는다. 조급한 마음에 하루에도 몇 번씩 체중계를 오르내린다면 그만큼 감정의 기복만 생길 뿐이다. 이럴 수록 점점 의기소침해져서 자신의 감정을 다스릴 수 없는 단계에 이르게 될 수도 있다. 우리 몸의 살은 주머니에서 물건을 꺼내듯 하루아침에 버릴 수 있는 것이 아니다. 진짜 살을 빼려면 100일 후를 향해 황소걸음처럼 묵묵히 전진해야 한다. 체중은 일주일에 한 번 정도만 체크하고 치수에 민감해지자.

목 치수가 가늘어지고 팔뚝, 허벅지가 가늘어져야 진짜 살이 빠진다. 체중계에 나타난 숫자는 수분이나 음식물을 먹고 배출될 때까지 몸에 지녔던 것들이 포함된 숫자의 표시일 뿐이다.

이상적인 신체치수?

몸매가 '아름답다' '아름답지 않다'를 측정하는 절대적인 기준은 없다. 다만 건강한 몸은 비만이 아닌 사람에게 해당된다는 것은 틀림없다. 이를 뒷받침하는 건강한 신체와 장수에 도움이 되는 이론을 기초로 국제적으로 주류를 이루고 있는 BMI(Body Mass Index)비만도 산출법이 있다. 비만도 구하는 공식은 체질량 지수 BMI를 구한 후 비교해보면 된다.

$$\text{BMI 지수} = \text{체중 kg} \div \text{신장 m}^2$$

BMI를 구하는 방법은 체중(kg) / 키(m^2) 이며 키는 cm에서 m로 바꿔서 계산한다. 성별에 상관 없이 신장을 체중으로 나눴을 때 22가 되는 사람이 건강하고 장수한다는 이론이다.

BMI를 구했을 때 비만도의 기준

여자의 경우		남자의 경우	
BMI가 18.5 미만	: 저체중	BMI가 20 미만	: 저체중
BMI가 18.5~24.9	: 정　상	BMI가 20~24.9	: 정　상
BMI가 25 이상	: 비　만	BMI가 25 이상	: 비　만

앞서 말했다시피 이런 이론적인 공식만 가지고서 아름다운 몸매에 대해 논할 수는 없다. 날씬하고 아름다운 몸매란 비만의 정도를 떠나서 균형과 조화의 미를 상징하는 경우가 많다. 수치나 공식에 연연해 하지 말고, 자기가 만족할 수 있는 몸매를 상상하면서 스트레스 받지 않고 다이어트를 하는 것이 성공 다이어트의 지름길이다.

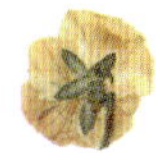

어설프게 시작한 다이어트는 빠져나올 수 없는 늪이 된다

2~3kg의 살을 빼려는 사람은 다이어트를 시작하지 마라. 어느 특정 부위를 조금만 줄여도 되는 사람들이 일반적인 다이어트를 하는 모습을 자주 보게 된다. 특히 연예계에 그런 사람들이 종종 있다.

당장 음식을 덜 먹거나 수분 섭취를 최소화하고, 수분(땀) 배출을 최대화하면 며칠 내로 원하는 체중을 만들 수는 있다. 하지만 덜 먹어서 배를 집어넣고 수분을 줄여 얼굴이 핼쑥해질 수는 있지만, 원하는 부위의 사이즈는 줄일 수 없다. 다시 먹고 마시면 그만큼 체중이 되돌아오니 점점 살이 잘 안 빠지고 오히려 더 잘 찌는 체질이 된다. 그야말로 효과없는 다이어트의 늪에 빠지는 것이다. 운동 역시 어느 부위를 가늘게 하기 위해 근력 운동을 한다고 해서 목적을 이룰 수는 없다. 오히려 두툼한 근육을 만들어 원치 않는 신체 치수를 만들 수도 있다.

예를 들어 뱃살을 빼기 위해 윗몸 일으키기를 한다거나, 넓적다리를 가늘게 하기 위해 스쿼트(무릎을 굽혀 앉았다 일어나기), 런지(한 발씩 앞으로 한 걸음 가며 굽혔다 일어나기)를 계속하면 여성이 남성에 비해 느리기는 하지만 근육이 생긴다. 그런데 오히려 두꺼운 배근육과 든든한 넓적다리가 되어 여성들이 원치 않는 몸으로 바뀔 수 있다. 잘못 알고 선택한 이런 방법들은 남성들이 원하는 탄탄한 근육 만들기에 적용되기 때문이다.

치수를 조금만 줄여야 할 사람들은 간식만 줄이고 평소처럼 편히 먹으면서 운동을 사랑하도록 하자. 살을 빼고 싶은 부위가 가늘어지기를 바란다면 운동을 해야 한다. 뒤에 나오는 실전 편에서 안내하는 운동을 하면 틀림없이 원하는 몸을 만들게 될 것이다. 음식물 섭취를 줄이면 빠르게 살찐 부위의 치수를 줄일 수 있으리라는 헛된 생각을 버려야 한다.

TV에 가끔 모습을 비추다 사라졌던 B양. 98년에 지인의 소개를 받아서 내게 상담을 하러 왔다. 예상보다 키가 조금 작은 편이었는데, B양이라고 알아보지 못할 정도로 살이 쪄 있었다. B양은 폭식을 심하게 하고 있었다. 얼굴이 조금 통통했던 그녀는 50kg에서 48kg을 만들려고 지압과 절식을 시작했는데 출연 섭외가 줄어들면서 점점 혼자 지내는 날이 많아졌다. 이때 폭식을 하게 되었고 잘못된 방법의 다이어트를 본격적으로 시작하면서 소식과 폭식을 반복하다 결국 60kg대에 접어들게 되었다. 그래서 가까운 친구도 만나지 않고 혼자 생활했는데, 갑자기 출연섭외가 들어와 빨리 살을 빼야 하는 급한 상황에 처하자 상담을 하러 온 것이었다.

나는 당장 음식을 덜 먹거나 안 먹는 방식으로 체중을 줄일 수는 있지만 원하는 만큼 예쁜 몸을 만들 수 없을 뿐 아니라 더욱 소용 없는 다이어트의 늪에서 허둥댈 것이라고 충고했다. 살잡이 100일 프로그램을 권했지만, 그녀는 조급한 마음이 앞서 굶는 방법을 선택했다. 결국 그녀는 일시적으로 체중을 줄일 수는 있었지만 곧 원위치되고 말았다. 그녀가 자포자기하며 우울증에 시달리다 다시 상담하러 온 날은 그로부터 1년 후였다. 다시 나타난 B양은 마음을 비운 상태였기 때문에 서두르려고 하지 않았다. B양은 살잡이 100일 프로그램을 통해 원하는 몸을 만들었을 뿐 아니라 자신감을 회복했다. 현재 그녀는 한 남자의 아내로 새로운 인생을 살고 있다.

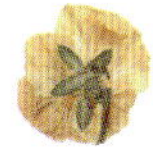 ## 몇 Kg을 빼는 것이 가능할까?

몇 kg을 빼는가에 솔깃해서는 안 된다. 상담자의 거의 대부분이 ○○kg을 빼고 싶다며 가능하냐고 먼저 묻는다. 그때마다 나는 ○○kg을 빼는 것이 중요한 게 아니라 그것을 지킬 수 있는 능력을 만드는 일이 다이어트의 완성이라고 말을 한다. 10kg이든 20kg이든 체중계 눈금이 보여주는 것보다 정확한 운동과 식이요법으로 원하는 치수의 멋진 몸을 만들어야 한다. 그리고 무엇보다 정말 중요한 핵심은 내가 만든 몸을 지켜갈 수 있는 능력을 키우는 일이다. 100일 동안 살잡이 프로그램을 실행하면서 원하는 목표의 체중에 도달하는 것쯤은 당연한 보너스라고 생각해야 한다.

사람들이 뒤돌아 보게 만드는 신체라인

이상적인 몸매 황금률

kg에 집중하지 말고 모든 사람들이 이상적이라고 생각하는 몸매 황금률을 그려보자.

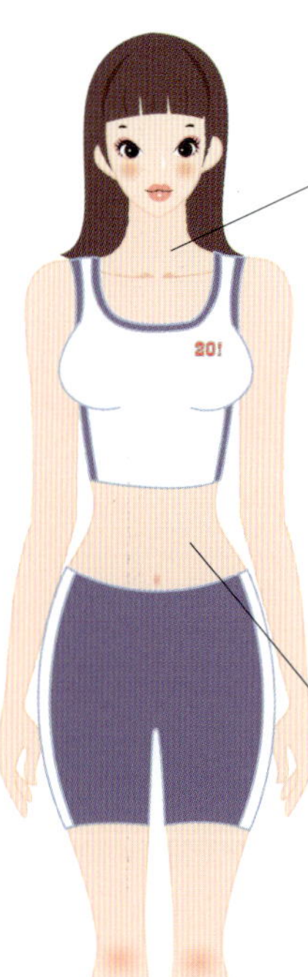

● 앞모습

· 벽에 등을 대고 섰을 때 어깨가 앞으로 구부러지지 않는다.

· 자신의 머리 길이만큼 아래 유두가 위치해야 하고, 쇄골과 양쪽 유두가 정삼각형을 이뤄야 한다.

· 엉덩이의 가장 나온 부분이 몸 전체 길이의 반정도에 위치하고 두 다리를 똑바로 모으고 섰을 때 허벅지, 무릎, 종아리, 복사뼈가 붙는 것이 이상적이다.

· 가슴부터 허리까지, 허리부터 엉덩이까지 길이가 거의 같다.

· 쇄골뼈가 보여야 하고 팔꿈치가 닿는 곳의 허리라인이 최대한 파여야 한다.

● 옆모습

· 배의 선이 둥글거나 울퉁불퉁 3자 모양이 아니고 완만한 곡선이거나 평평해야 한다.

· 가슴의 가장 돌출된 부위와 상복부와의 각도가 45도에 가깝다.

· 옆에서 봤을 때 등과 허리, 엉덩이가 완만한 S곡선을 이루며 군살이 없다.

· 엉덩이의 가장 높은 부분과 치골의 위치가 같아 쳐지지 않았다.

● 뒷모습

· 하이힐을 신었을 때 아킬레스건이 살짝 드러난다.

· 브래지어를 착용했을때 군살이 끈 사이로 울퉁불퉁 튀어나오지 않는다.

· 청바지나 치마를 입었을 때 허리 밑의 살이 비어져 나오지 않는다.

· 허벅지가 처지지 않고 종아리가 완만한 곡선을 이룬다.

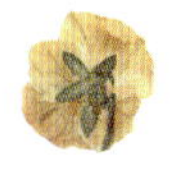
남자가 여자보다 살이 잘 빠진다?

많은 사람들이 남자보다 여자가 살 빼기가 더 어렵다고 생각한다. 성호르몬의 영향과 신체 구성성분의 차이로 여자는 남자보다 기초대사량이 낮고, 상대적으로 체지방이 많으며 근육이 적기 때문이다. 사실 그런 차이는 남녀에 따른 차이가 아니라 다이어트 경험에 비례한다. 실제로 여자들은 살이 잘 안 빠지고 남자들은 살이 잘 빠진다.그러나 반대로 다이어트 경험이 많은 남자와 다이어트 경험이 없는 여자를 비교하면 다이어드 경험이 있는 여자가 훨씬 쉽게 실이 빠진다.

요즘은 남자들도 다이어트를 많이 하는 추세이기 때문에 남자라도 살이 안 빠지는 체질이 늘고 있다. 또 유아 때부터 비만이었던 사람이 성인이 된 후에 비만이 된 사람보다 살을 빼기 어렵다. 유아 비만은 세포수가 많아지는 것이고, 후천적 비만은 세포수는 그대로인데 세포 크기만 커지기 때문이라고 한다.

이론은 그럴지 모르나 나의 경험상 다이어트 경험이 없는 유아 비만자였던 사람의 살 빼기가 훨씬 쉬웠고, 보통 체형이었으나 다이어트를 위해 음식조절을 되풀이하다가 살 찌는 체질이 된 후천적 비만인의 살을 빼는 일이 훨씬 힘들었다. 그러므로 '여자가 살 빼기 더 어렵다'거나 '유아 비만이 살 빼기 더 어렵다'는 떠도는 말은 근거가 없다. 진실은 다이어트 경험이 많을수록 살 빼기기 더 어렵다는 것이다. 잦은 다이어트 경험으로 몸에 방어력이 생긴 사람일수록 살 빼기가 더 어려운 것이다.

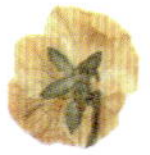 체중만 줄인다고 원하는 몸을 만들 수는 없다

많은 돈을 들여 체중을 줄였는데, 원하는 몸매가 아니어서 실망한 사람들이 몸매의 선을 잡아달라고 오는 일이 종종 있다. 당연히 그 사람은 살을 뺀 것이 아니라 음식을 덜 먹거나 안 먹는 방법으로 체중만 줄였을 뿐이다.

살잡이에서 27kg을 감량하고 미인대회에 출전했던 고어진 씨나 2001년에 18kg을 감량하고 미스코리아에 입상한 A씨, 2002년에 미스코리아 진에 당선된 금나나씨 등의 경우를 살펴보면, 많은 체중을 감량하고도 균형 잡힌 아름다운 몸매로 인정받을 수 있었던 이유는 따로 있다. 맞춤식 다이어트, 즉 원하는 부위를 원하는 만큼 뺀 다이어트 때문이다.

고어진 씨는 어려서부터 코끼리 다리라는 놀림을 받았기에 스스로 저주받은 하체라고 여길 정도였다. 하체가 너무 뚱뚱해서 어떤 다이어트를 해도 꿈쩍하지 않았다고 한다. 그런 그녀가 지금은 누가 봐도 부러워할 만큼 늘씬한 다리를 자랑한다. 그녀를 이렇게 바꾼 비법은 운동과 식이요법을 통해 실천한 다이어트이다. 공인이 된 유명 인사뿐 아니라 필자가 지도해서 성공시킨 한 사람 한 사람 모두 '살아 움직이는 작품'이라고 해도 과언이 아니다. 여러분도 곧 경험하게 될 것이다.

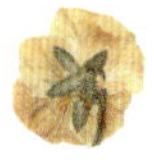 ## 지금까지의 서양식 다이어트는 집어치우자!

한국 여성들이 몸매에 관심을 갖고 다이어트에 열중하게 된 지 그리 오래되지 않았다. 다이어트 정보는 생활이 풍족해지고 여유가 생기면서 몸매에 대한 관심이 커지면서 자연스럽게 알려졌다. 그런데 대부분의 여성들은 그동안 소개된 미국식 다이어트법, 즉 운동과 식이요법으로 알맞게 근육을 붙이고 체지방률이 낮으면 만족하는 방법을 따랐다.

하지만 우리나라 여성들은 근육질의 탄탄한 몸매보다는 매끈하고 늘씬한 몸매를 바란다. 근육량을 늘리고 체지방률을 떨어뜨려서 단단한 남성 같은 몸을 원하는 사람이 아니라면, 몸의 치수를 줄이고 만족스런 바디라인을 만들 수 있는 방법을 선택해야 한다. 대부분의 사람들은 균형 잡힌 볼륨 있는 몸을 아름답게 생각하지만 살을 빼러 오는 거의 대부분의 사람들은 마른 몸을 원한다. 남자 친구나 남편들도 살을 빼려는 여성들에게 "그 정도면 괜찮아"라고 말하면서도 막상 살을 빼서 마른 몸이 되면 자주 외출하자고 할 것이다. 즉 멋지게 마른 여성을 더 좋아한다는 이야기이다.

살을 빼고 마른 몸이 된 회원들이 몸매를 드러내는 타이트한 옷차림을 하고 밖에 나가면 가다말고 뒤돌아 쳐다보며 넋을 잃는 남자들도 많지만 힐끗힐끗 쳐다보는 여자들이 더 많다고 한다. 그만큼 여성들 자신이 여성의 몸에 관심이 많고 사람들은 점점 마른 몸매를 선호한다. 연기자, 가수 등 거의 모든 연예인들도 대부분 말랐다. 살이 조금만 쪄도(사실은 보기 좋게 통통한 모습이다) 다이어트를 한다는 소식이 바로 전해지는 세상이다.

사람에 따라서 팔뚝이 9인치만 조금 넘어도 여름에 민소매를 못 입는다며 살을 빼겠다고 하지만 원하는 부위를 마음먹은 만큼 줄이기란 쉽지 않다. 가족이나 주변 사람들은 그 정도면 가는데 뭘 그리 야단이냐지만 정작 본인이 만족스럽지 못하니 어쩌겠는가. 이런저런 다이어트를 시도하고, 운동을 한다. 하지만 체중만 내려갔을 뿐 몸의 굴곡은 그대로이거나, 죽어라 운동을 해서 체지방률은 떨어졌지만 잘못된 방식이었기 때문에 치수는 오히려 커진 경험을 한 사람도 많을 것이다. 그런 사람들에게 "멀쩡한데 왜 민소매를 못 입어?" "좀 덜 먹고 운동하면 되잖아?" "지금도 날씬해"라고 말하면 오히려 스트레스만 줄 뿐이다.

살잡이를 통해 올바른 운동과 식이요법을 해서 몸매 치수가 변하면 당신은 자신감을 갖게 되고 세상이 밝고 긍정적으로 보일 것이다. 잃어버렸던 자신감을 되찾고 당당하고 활기차게 살아가기 위해 지금부터 살잡이 100일 프로그램에 도전하자.

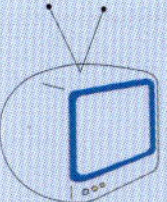

약 품

많은 사람들이 단기간에 살을 빼고 싶어합니다. 상업적인 다이어트 약품들은 사람들의 이런 심리를 노려서 순간적인 감량을 가능하게 해줍니다. 예를 들어 설사를 유도해서 장 속의 변과 몸의 수분을 빼는 탈수 현상으로 체중을 줄이는 방법이 있습니다. 이 방법으로 살을 뺐다고 해서 지방이 제거되는 것은 절대 아닙니다. 그래서 다시 원래 체중으로 되돌아가는 경우가 많습니다. 약을 또 먹지 않으면 체중은 다시 제자리가 되니, 어쩔 수 없이 약을 계속 먹어야 합니다. 점점 장의 운동력은 떨어지고 관장을 해야 변이 나오는 상태에 이르게 됩니다.

인기 있는 다이어트 기구들

'유동하는 기계에 누워 있으면 살이 빠진다'라는 광고를 보셨을 겁니다. 또 '유산소 운동을 겸하면 좋다'라는 달콤한 광고도 있습니다. 물리치료 기구가 다이어트에 큰 효과가 있는 대단한 발명품인양 과대포장을 합니다. 결론은 모두 다 효과가 없다는 것입니다. 저도 혹시나 해서 몇몇 사람에게 시켜보았으나 역시나 효과가 없었습니다.

사우나

당장 몇백 그램이 빠지겠지만 그건 체수분이 빠져나가는 것입니다. 사우나 다이어트는 물 한 잔 마시면 쉽게 원위치됩니다.

자신감이 생기니 만사형통 – 고어진 님

2001년 KBS 뉴스, 2003년 SBS VJ 특급 27㎏ 감량자로 출연

고등학교에 들어가면서 살이 찌기 시작했다. 롤러스케이트와 스키 같은 하체가 발달하는 운동을 즐기면서 오빠들에게 돼지족발, 코끼리 다리라고 불릴 정도로 발목까지 굵은 하체 비만이 되었다. 하지만 심각하게 생각하지 않으면서 사춘기를 보냈는데, 대학에 가면서 외모에 관심이 생기자 남몰래 온갖 다이어트를 시도했다.

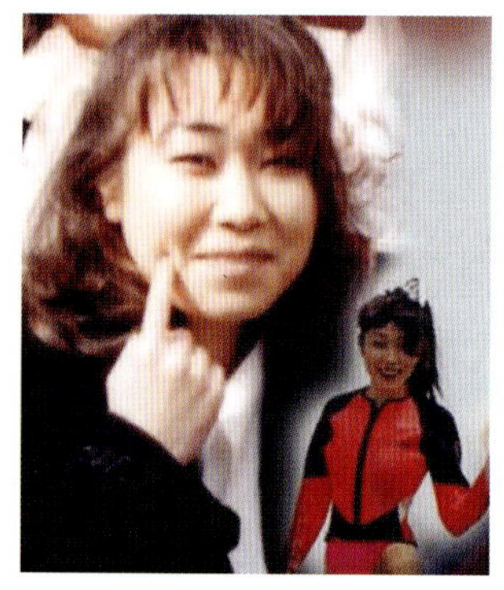

학기 중에는 칼로리를 따지면서 운동(지금 생각하면 더욱 하체를 굵게 만드는 운동)을 해서 겨우 체중을 유지했는데 방학이 되어서 학교에 가지 않으니 어느새 폭식을 하게 되었다. 체중은 상상 이상으로 늘 수밖에.

점점 개학을 앞두고 생사를 건 다이어트를 하다가 개강을 맞는 일이 반복되었다. 돈을 투자하는 다이어트(당시에는 기계에 들어가서 살 빼는 체인점이 유행했다)를 섭렵하기도 했는데 그럴수록 외모는 기이하게 변했다. 어릴 때는 피부가 곱고 얼굴도 계란형이었는데 다이어트를 할수록 피부과를 한 달만 안 다녀도 열꽃 같은 여드름이 얼굴에 가득했다. 얼굴은 점점 호빵처럼 잔뜩 부풀어 갔고 하체는 저주받은 듯 더욱 굵어지고 있었다. 그러면서 어느 날부턴가 최악의 방법인 먹고 토하기가 습관화되었다. 남녀 공학을 다니던 나는 자신감을 상실한 채 연애란 건 꿈도 못 꾸면서 연애를 하고 싶은 속을 감추며 선머슴처럼 행동하며 생활했다.

방학 때는 집밖으로 열흘씩 나가지 않으면서 먹고 토하기를 반복하다 보니 목이 타들어 가는 느낌이 생겨 병원에 갔는데 역류성 식도염이라는 것이었다.

그러던 어느 날 올바른 다이어트를 지도하는 곳이 집 가까이 있다는 소문을 들었다. 살잡이 대장님께 찾아가 상담을 했다. 많은 곳에서 틀림없이 가능하다고 했지만 실패했기에 일주일 동안 망설였지만 마침내 결정을 내렸다. 다시 대장님을 찾아가 살잡이 프로그램을 시작

해 25kg을 감량했다. 다른 곳에서 랩을 감아 땀을 빼고 음식을 절제해도 어쩔 수 없었던 나의 넓적다리와 종아리와 발목이 이렇게 변할 줄 상상도 못했다. 나는 내 뼈가 굵어서 발목이 굵은 줄 알았으나 대장님은 스케이트 같은 아킬레스건이 발달되는 운동을 해서 굵어진 것이라고 했다. 살잡이에 매력을 느낀 나는 대장님께 부탁해서 살잡이 코치 생활을 시작했다.

5개월 정도 지난 어느 날 영화감독 겸 코미디언인 K씨의 부인이 살을 빼러 왔는데 내 몸이 정말 예쁘다고 칭찬하면서 미인대회에 나가라고 권했다. 나는 장난삼아 대장님께 "언니가 나보고 미인대회 나가보래요"라고 했더니 대장님이 며칠 후 부산 바다여왕 선발대회에 접수를 시켰다면서 원서를 주셨다. 정말 놀랐지만 20대가 지나가기 전에 추억을 만들겸 나가보라는 언니와 대장님 말씀에 한 달 간 열심히 몸매를 나듬어서 2kg을 더 김량한 후 대회에 참가했다. 본선에서 배녀상까지 받있으니 내 인생에 정말 기억에 남을 만한 추억이 아닌가.

원래 멋진 몸을 타고 났다면 당연한 결과라 하겠지만 77kg의 먹깨비, 돼지족발, 코끼리 다리 등의 별명을 가졌던 내가 그런 대회에 나갈 수 있었다는 사실만으로도 인생이 변할 걸 알 수 있지 않나.

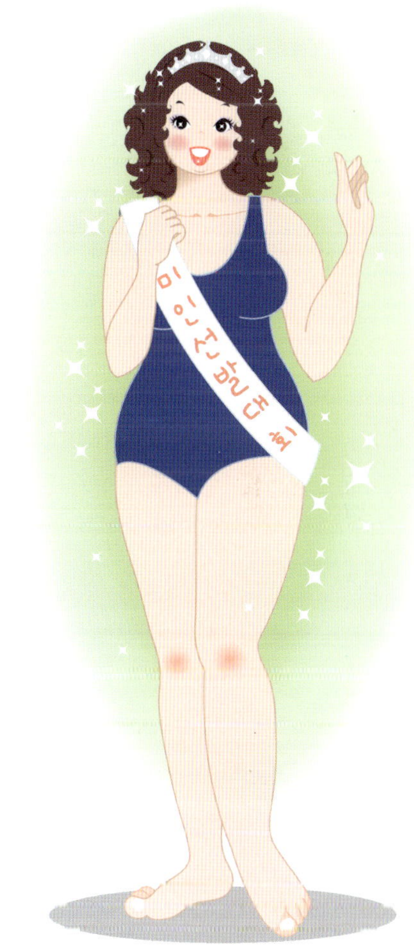

누구도 나의 과거(?)를 모른다 – 꿈이 님

2001년 KBS 2 '시사터치 코미디파일' 20㎏ 감량자로 출연

살잡이를 생각하면 무엇보다 100일 프로그램을 마친 뒤 조금 더 조심했더라면 하는 아쉬움이 듭니다.

프로그램이 끝나고 나서 5일도 지나지 않아 각오가 무너지고 말았습니다. 운동도 거의 하지 않았고 음식 조절도 전처럼 칼같이 지키지 못했어요. 아마 그 시기를 잘 보냈다면 지금처럼 몸무게가 늘진 않았을 텐데요. 그래도 이제는 어느 누구도 절 뚱뚱하게 보지 않아요. 요새 다니는 학원의 친한 사람들 모두 제가 원래 마른 체질인 줄 알았대요. 호호호~ 몸이 너무 예쁘다면서요.

지금 몸무게는 살잡이 100일 프로그램을 끝냈을 때보다 늘긴 했지만 그때 샀던 옷을 지금도 입을 수 있어요. 살잡이를 시작하기 전에 병원에서 검사받은 일이 있었는데 간도 좀 안 좋고, 빈혈도 심했거든요. 살잡이가 끝나고 나서 같은 병원에서 검사를 받았는데 간도 정상이고 빈혈도 없어졌대요. 의사 선생님께서 전에는 몸이 좀 뚱뚱해서 그런 증상이 나타났을 거라고 하시더라고요. 살잡이 이후, 생활 습관이 완전히 굳어졌어요. 늦잠과 낮잠을 절대 자지 않고 늦잠 잔다고 해 봐야 아침 8시까지랍니다. 공부하기 딱 좋게 변했어요.

모든 분들이 자기 자신을 믿고, 살잡이 대장님 말만 따른다면 100일 별거 아닙니다. 100일만 꾹 참으면 살이 반드시 빠지고야 마는 경험을 제가 했으니까요. 모두 힘내세요!

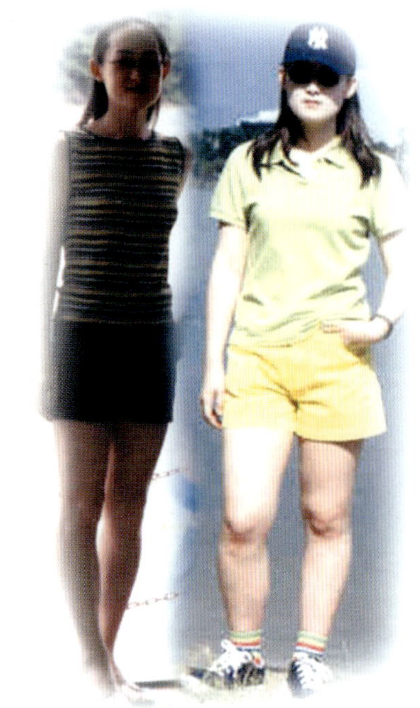

평생비만에서 벗어나다 – 더이쁜 님

졸업소감문을 어떻게 쓸까 혼자 생각을 많이 했답니다. 그런데 막상 쓰려고 하니 맘이 허전하고 아무 생각이 안 나네요.

수능시험 100일 작전, 국가고시 100일 작전, 신랑 만나고 100일 되던 날 그리고 우리 아기 태어난 지 100일 되던 날 등. 그 중에서도 살

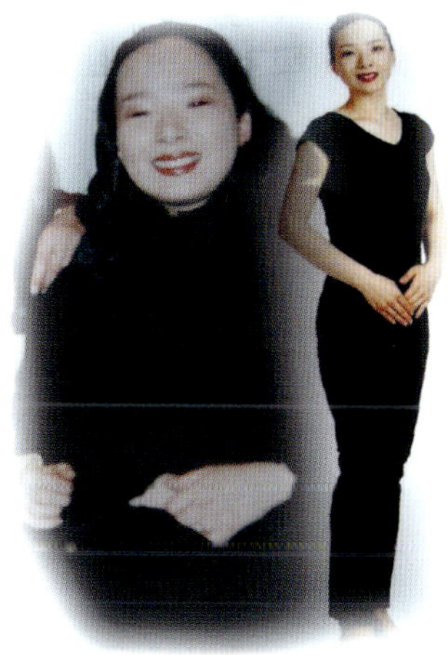

잡이 100일은 그 어떤 100일보다도 감격적이고 흥분되는 나날이었어요. 아기 낳고 꼼짝 없이 집에만 있었던 결과 살만 뒤룩뒤룩 쪘던 나를 바꿔준 100일. 어찌 보면 짧고 어찌 보면 긴 기간이 100일이에요. 그때 더 열정적으로 하지 못하고 꾀 부리고 게으름 피웠던 순간이 자꾸 생각납니다.

진 태어날 때부터 우량아였고, 어릴 때부터 항상 통통했어요. 정상 체중이었던 날이 없이 살아왔기에 지금의 정상 몸무게가 낯설고 이상하기까지 합니다. 생활기록부를 보면 이미 중 3 때 신체검사에서 60kg이었네요. 흐미~ 키가

지금보다 더 작았는데….

결혼할 때도 63~64kg 정도였어요. 결혼 사진의 팔뚝을 잘라내고 싶네요. 어찌나 두꺼운지. 출산 직전엔 82kg. 헉! 살잡이 직전에는 72kg이었어요

지금은? 오늘 아침 51kg… 저도 믿기지 않아요. 처음 시작할 때는 이런 결과를 정말 예상 못했습니다. 잘해야 15kg 정도 줄일 거라고 예상했어요.

살잡이 식구들 중 살이 갑자기 찌신 분도 있고 원래 뚱뚱하신 분도 있고 출산 후 찐 분도 있어요. 결론은 '열심히'에 있납니다. 어떻게 찐 살이냐에 상관 없이 다 빠지니까요. 저처럼 평생 정상 체중이 아니었던 사람도 살이 빠지니 희망을 가지시고요. 지금 힘드신 분들에게, 부족한 '더이쁜'이지만 희망의 증거가 되었으면 하는 소망이 있어요. 실천하는 '살잡이' 하시고요 저도 살잡이를 평생 생활화하도록 노력하겠습니다.

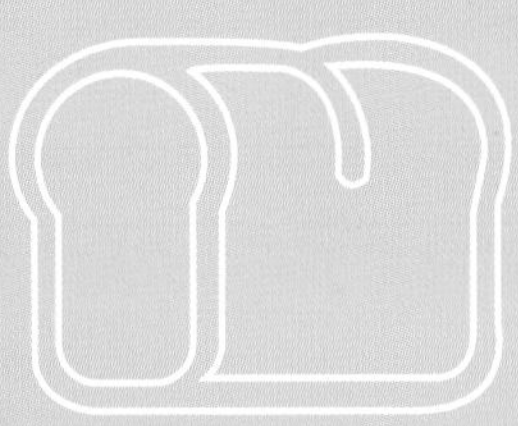

Part 2

살잡이 100일 프로그램 준비!

살잡이 다이어트 기본부터 알자!

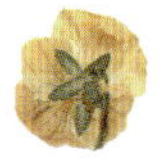 ## 살잡이는 과연 건강한 다이어트인가?

살잡이를 진행하다 보면 오랫동안 고생하던 지방간 수치와 혈당이 낮아졌다며 신기해하는 사람들이 있다. 식단과 운동을 통해 그렇게 된 것이다. 살잡이를 하면서 아토피성 피부염이 낫고 오랫동안 불임이던 사람이 임신을 하거나 고혈압으로 고생하던 사람이 정상 혈압을 찾은 변화는 올바른 식단을 실천한 결과이고, 신경통과 사십견, 무릎 통증 등이 없어진 경우는 운동을 해서 좋아진 것이다. 하지만 필자는 병을 치료하는 사람이 아니고 다이어트를 지도하는 사람이다. 단지 그런 증세에 맞춰 식이요법과 운동을 처방하다 보니 도움이 되었을 뿐이다. 질병은 병원에서 의사에게 치료받는 것이 원칙이다.

살잡이는 인스턴트 식품을 전혀 먹지 않고 자연식을 위주로 섭취하며 설탕을 철저히 멀리한다. 이렇게 식습관을 바꾸면 염분 섭취가 자신도 모르는 사이에 줄게 된다. 자연스럽게 각종 인공 색소와 방부제 등을 멀리하면서 자연 식품을 가까이하고, 운동을 습관화하면 체질이 순화되어 건강한 몸으로 바뀐다. 살잡이 프로그램을 실천하는 많은 주부들은 이구동성으로 아이들이 자연스럽게 과자나 인스턴트 식품을 멀리하고 자연 식품을 가까이 하는 버릇이 들었다며 감사의 뜻을 전한다. 많은 사람들이 음식량을 줄여야 하는 억지 다이어트에서 벗어나 본인에게 맞는 식이요법과 운동으로 건강하게 다이어트를 하길 바란다.

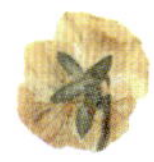

살잡이, 100일의 이유

왜 100일인가?

1991년, 아버지가 돌아가신 후 생계를 위해 헬스클럽을 차렸다. 다른 헬스클럽과 차별화하기 위해 다이어트를 전문으로 하는 헬스클럽을 운영하면서(그 당시엔 다이어트를 전문으로 하는 헬스클럽이 거의 없던 시기이다) 칼로리를 계산하여 식단을 짜고, 유산소 운동을 해서 칼로리를 소모하게 하는 교과서적인 방법대로 다이어트 프로그램을 진행했다. 그러나 감량속도가 너무 느리거나 아예 반응이 나타나지 않는 경우도 있어서 당황한 마음에 세간에 전해지는 모든 다이어트 방법을 따라하기에 이르렀다.

반응이 빠른 사람, 전혀 반응이 없는 사람, 반응이 적은 사람 등 왜 사람마다 반응이 다른지 고민하면서 연구를 해보니, 불규칙한 식생활 습관과 다이어트 시도 횟수에 따라 사람마다 반응이 다양하다는 사실을 알게 되었다. 각 사람마다 각 체질에 알맞게 식단을 맞춰서 진행하자 모든 사람들의 체중 감량이 가능했다. 그러나 반응이 빠르던 사람도 음식을 예전처럼 먹으면 어렵게 감량한 체중이 바로 제자리로 돌아갔다.

모두 다 원하는 만큼 살을 뺄 수는 없을까? 어렵게 뺀 살을 다시 안 찌게 만들 수 없을까? 곰곰이 연구한 결과 살이 안 찌는 사람의 경우 최소한 100일 이상 정확하게 살잡이 프로그램을 진행하였고 그 결과 식습관이 바뀐 사실을 알게 되었다.

이때만 해도 살을 빼려는 사람들이 짧은 시간에 원하는 몸을 만들고 싶어 하는 심리에 편승해 7일 다이어트니, 3일 다이어트니 하는 식의 광고가 사람들을 현혹하던 시기였다. 하지만 살잡이는 과감히 속성 다이어트가 아닌 100일 프로그램을 시작하고야 말았다.

100일은 소원 성취의 기간

우리나라 사람들은 100일이라는 기간을 소원 성취하는 상징적 의미로 여긴다. 살잡이 홈페이지를 처음 열면서 100일의 의미를 담고 있는 웅녀 이야기를 홈페이지에 올렸다. 곰을 숭배하던 부족의 여인과 호랑이를 숭배하던 부족의 여인 두 명이 하늘을 숭배하는 부족의 아들과 혼담을 주고받고 있었다. 둘 중 한 명을 선택해야 하는 하늘 부족의 촌장이 "우리 아들과 결혼하고 싶거든 날씬한 몸을 만들어 오너라"라고 요구 사항을 내놓자 두 여인이 집을 나와 동굴에 들어가니 이것이 세계 최초의 다이어트였다. 둘 중 곰 부족의 여인이 100일 다이어트에 성공해서 아름다운 모습으로 변해 결혼을 했을 것이라는 내용이다. 그 외에도 아들을 낳기 위해 100일 기도를 올린 전설 등 우리나라에는 100일 정성에 대한 이야기가 많이 전해 내려오고 있다.

100일이라는 시간은 단순한 미신 차원의 소원 성취만을 의미하지는 않는다. 100일 동안 스스로 치열하게 노력하면, 그 성취감이 극대치에 오르는 시기임을 지금까지 해온 수많은 다이어트 지도 경험을 통해 알 수 있었다. 살잡이는 100일 동안 각자의 다이어트 경험에 비례해 식단을 짜서, 몸에 맞는 운동을 하는 프로그램을 실행하고 있다.

어느 의사와 상담을 하면서 습관이 대뇌에 자리 잡으려면 6개월에서 12개월이 걸린다는 사실을 알았는데, 과연 3개월 10일(100일)로 살잡이가 가능하겠느냐는 질문을 받았다. 나는 과연 살을 빼고자 하는 사람들을 대상으로 6개월에서 12개월 걸리는 프로그램을 진행한다면 이겨낼 사람이 몇 명이나 되겠냐며 반문했다. 가장 짧은 시간에 깊게 뿌리내리게 해주는 기간이 적어도 100일이며, 이 100일이 바로
당신의 소원 성취 기간이 될 수 있다.

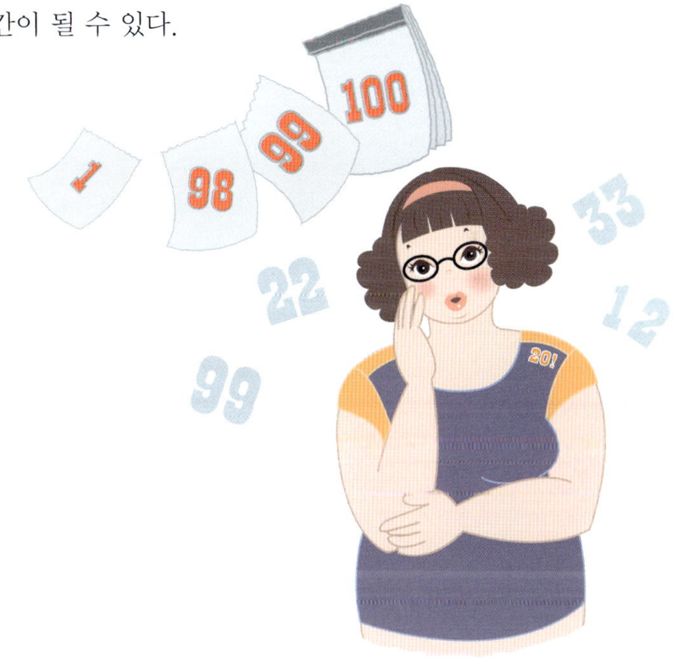

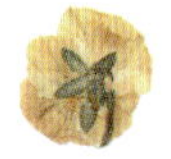

살잡이 정체기란?

우리 몸은 현재 몸 상태를 유지하고 살을 뺏기지 않으려는 성격이 강하다. 빼앗긴 살도 되찾으려 할 정도이다. 우리가 정해진 식단과 운동으로 공격을 하면 처음에는 '몸'이 당황하여 많은 살을 내주지만 더 이상 살을 빼앗기지 않으려고 곧장 방어를 시작한다.

몸이 이제 쉬어! 먹어! 자! 이런 명령을 내릴 때 따르면 당연히 빠지던 살이 멈춰 버린다. 다음 번에 다시 같은 방법으로 공격을 해도 잘 빠지지 않는다. 살잡이는 이런 상태를 정체기라고 하지 않는다. 몸은 정한 식단을 꾸준히 따르고 운동을 하면서 공격을 하면 포기하고 두툼한 지방을 내준다. 이때 지방을 내준 몸은 이차 방어선인 붉은 살들로 채워진 지역을 지키려고 애쓰는데 운동을 늘리면 결국 몸은 그마저도 지키지 못하게 된다. 그때 새로운 식단이라는 무기로 공격하면 이 공격에 대한 경험이 없는 몸은 방어력을 잃고 살들을 내준다. 살잡이는 이차 방어선을 만나는 시기를 정체기라고 부른다.

많은 양의 음식을 먹어서 잠깐 동안 체중이 늘었거나 몸무게가 약간씩 늘어나는 변비와 생리 기간은 정체기에 속하지 않는다. 살잡이 다이어트 경험이 비슷한 사람들 중 정체기를 경험하지 않거나 늦게 맞이하는 사람은 그만큼 운동량을 꾸준히 늘려갔기 때문이다.

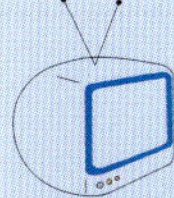

굶 기

다이어트는 결코 굶는게 아닙니다. 누구든 굶으면 10일에 10kg 정도의 체중이 빠질 수 있습니다. 그러나 비운 장을 다시 채우면 원위치되고 맙니다. 뿐만 아니라 굶어서 체중을 감소시키면 체중이 불어나는 정도가 더 빨라지는 것도 유념해야 합니다. 일본의 스모 선수들이 좋은 예인데, 그들은 하루에 한끼만 식사를 합니다. 이유는 굶었다 먹어야 몸이 흡수를 잘해서 체중을 늘릴 수 있기 때문입니다.

인기 있는 다이어트 식품들

주로 식이섬유에 칼로리가 낮은 몇 가지 영양소를 첨가하여 식사대용으로 먹는 음식을 다이어트 식품이라고 합니다. 하지만 영원히 그렇게 먹고 살 수는 없습니다. 살이 다시 찌는 현상은 없다고 말하지만 다시 일반 식사를 할 경우에는 대부분 이전 체중으로 돌아갑니다.

꼭꼭 챙기자! 살잡이 준비물

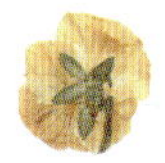 ## 1단계 준비물: 동기

누가 시키는 다이어트는 절대 하지 말자

100kg의 체중을 지닌 사람이라 하더라도 불편하지 않으면 다이어트를 하지 말자. 체중이 50kg이라고 하더라도 스스로 불편하다면 다이어트를 하자. 당신에게 다이어트가 꼭 필요한가? 누군가가 권해서 다이어트를 하고자 하는 건 아닌가? 그렇다면 시작조차 하지 마라. 만약 당신 자신의 취향대로 옷을 입기 위해서, 결혼식을 앞두고, 취업을 하려고, 자신감 회복을 위해서, 주변에서 받은 설움을 갚기 위해서 등 분명한 이유가 있다면 살잡이의 첫 번째 준비물인 동기를 갖춘 셈이다.

살잡이를 상담하러 온 분 중에는 남들이 하니까 막연히 시작하려고 한다거나 가족이나 친구들이 권유해서 다이어트를 하려는 사람들이 많다. 나는 이런 사람에게 "당신은 절대 성공할 수 없으니 시작도 하지 마라"고 말한다. 시간과 노력을 낭비하지 말라고 말이다.

살잡이는 공부 지도법과 비슷하다. 아무리 유능한 선생님이 머리가 좋은 학생을 지도하더라도 학생에게 의욕이 전혀 없으면 좋은 성적을 낼 수 없지만 능력이 조금 떨어지더라도 열심히 공부하려는 의욕이 불타는 학생이라면 유능한 선생님의 지도로 좋은 성적을 거둘 수 있다. 살잡이 역시 운동

능력이 떨어지거나, 다이어트 경험이 많아서 살이 잘 안 빠지는 체질인 사람이라도 의지가 있다면 틀림없이 원하는 몸을 만들 수 있다. 이제 1단계 준비물이 갖춰졌다면 살과의 전쟁을 위해 한 걸음 더 나아가자.

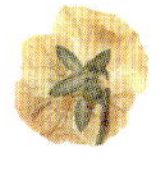

2단계 준비물: 믿음

살잡이 졸업생의 전후 모습과 성공담에서 거짓을 찾아내자

요즘 들어 사기만이 다이어트를 성공시켜 줄 수 있다고 외치는 사람들이 많다. 당신은 벌써 여러 곳에서 속아본 경험이 있을지도 모른다. 쉽고 빠르게 그리고 요요현상이 없다는 감언이설에 속아 다이어트를 시도했다가 실패한 경험 탓에 '살잡이도 혹시?' 라는 의심이 들 수 있다. 여러 다이어트 방법들 중에서 하나를 선택하기 전에 여러 다이어트 광고를 살펴보면 꼭 등장하는 성공한 사람들의 사진이 혹시 합성한 것은 아닌지? 살 빼기 전 뚱뚱한 모습은 과장한 게 아닌지? 다이어트에 성공한 사람이 그 상태를 오래 유지하고 있는지?

이런 의심은 의심으로 그치지 말고 꼼꼼히 따져 볼 필요가 있다. 그리고 나서 확실하다고 판단되면 의심을 털어버리고 그동안 다이어트를 되풀이하면서 지친 자신에게 믿음과 용기를 불어넣자. 인생을 새롭게 바꿔줄 살잡이를 찾은 당신은 믿음을 갖고 도전해야 한다.

당신의 상상 속에서만 만났던 당신의 날씬한 모습을 100일 후 거울 앞에서 만날 수 있을 것이다. 그러기 위해서는 우선 살잡이에 대한 믿음을 가져야 한다. 살잡이를 진행하는 분들 중에는 살잡이를 먼저 경험한 가족 또는 이웃이 다이어트에 성공한 실제 상황을 직접 목격했던 분들이 많다. 이들은 막연하게 살잡이를 알고 시작한 분들보다 더욱 열심히 해서 좋은 성적을 거둔다. 이유는 그분들의 믿음이 더 강하기 때문이다. 살잡이 경험자들의 경험담에서 거짓을 찾아내지 못했다면 당신은 믿음을 준비한 셈이니, 3단계로 넘어가도 되겠다.

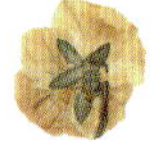 ## 3단계 준비물: 목표

내가 원하는 모습을 머릿속에 그리자

이제 동기와 믿음이 확실하게 갖춰졌다면 목표를 설정해야 한다. 많은 사람들이 체중이라는 숫자에 민감하다. 이제는 체중계의 숫자가 아니라 4차원적인 영상을 중요하게 여기자. 100일이라는 시간 동안 자신감 넘치게 살아가는 미래의 자신을 상상하는 것이다.

예를 들어 예쁜 옷들이 즐비한 옷가게에서 자신에게 맞는 치수의 옷이 없어 당황하는 지금의 당신이 아니라 당당하게 옷가게에 들어가 맘에 드는 옷을 고르고 있는 당신을 말이다. "너무 큰데 더 작은 사이즈는 없나요?"라고 말하거나 멋진 비키니를 입고 여름철 바닷가에서 당당하게 거닐며 뭇 사람들의 시선을 즐기는 자신을 그려보자.

이제 당신은 목표까지 준비한 셈이다. 살잡이를 진행하는 100일은 짧다면 짧은 시간이지만 진행하는 동안 이런저런 고비를 만나게 된다. 확실한 동기와 믿음을 가지고 목표까지 정했어도 그동안의 잘못된 습관 때문에 이런저런 유혹에 솔깃해질 순간이 있을 것이다. 그럴 때 자신의 목표인 미래의 이미지를 머릿속에 떠올리면 유혹을 이길 수 있다. 우리 몸은 자꾸 살을 빼앗기면 더 이상 뺏기지 않으려고 방어 명령어를 내린다. 살찌는 길로 들어가는 명령어 '쉬어! 잠을 자! 먹어!'가 바로 그것이다.

살이 잘 빠지고 있는데 갑자기 몸이 무겁게 느껴지면 운동은 하기 싫고 잠만 자고 싶다거나 살잡이에서 말하는 독극물이 듬뿍 든 음식을 먹고 싶은 마음이 간절해지는 시기가 있다. 그럴 때 몸에서 행하는 방어 전술을 물리치기 위해 머릿속에 그동안 상상한 이미지를 띄우는 것이다. 다시 예전의 살찐 보습으로 돌아가 먹을거리를 사세 못하는 당신과 목표를 이루고 나서 새로운 인생을 맞이한 당신을 그려보자.

예를 들면, 몸이 살잡이에서 말하는 독극물, 즉 초콜릿이나 설탕이 가득한 음식물을 먹으라고 명령을 내리면 단음식을 먹고 예전보다 더욱 살에 묻혀 살아갈 당신과 고비를 넘기고 유혹을 이겨내 성공을 거둔 뒤 당당하게 생활하는 당신을 교대로 상상해 보아라. 자신의 목표가 무엇인지 더 확실히 알 수 있을 것이다. 고비를 맞았던 당신은 정신이 번쩍 들면서 몸이 살을 지키려는 방어벽을 무너뜨릴 수 있을 것이다.

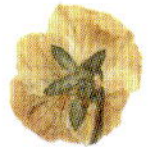 4단계 준비물: 운동화, 덤벨, 봉, 매트(담요)

무기를 준비하자

마음의 준비를 마쳤으니 이제 무기를 준비하자.

첫 번째 무기는 운동화다. 걷기는 몸의 온도를 올려 지방을 불태워주는데 걷기를 하려면 기본 무기인 운동화가 필요하다. 살잡이에 오시는 키가 작은 분들 중에 꽤 많은 분들이 굽이 높고 바닥이 딱딱한 운동화를 신다가 종아리가 굵어지거나 무릎에 충격이 오는 경우가 종종 있다. 과감하게 투자하여 쿠션이 좋은 편안한 운동화를 구입해야 한다.

두 번째 무기는 팔뚝과 등을 날씬하게 만들어주는 500g짜리 덤벨 한 쌍이다. 예전에는 구하기 힘들었지만 요즘은 대형 할인마트에 가면 작고 앙증맞은 500g짜리 덤벨을 쉽게 구할 수 있다. 주변에서 구하기 어려운 경우 500㎖ 생수병에 물을 넣어 사용하면 된다.

세 번째 무기는 허리라인과 하체선을 살려줄 봉이다. 집 근처 헬스용품을 취급하는 곳에 가면 나무로 만든 목봉과 우레탄 봉을 구할 수 있다. 목

봉보다 우레탄 봉이 휘어질 때 몸의 부담이 적다. 만약 동네 근처에서 쉽게 구할 수 없다면 대걸레 자루를 뽑아 이용하거나 커튼 봉을 뽑아 이용해도 괜찮다.

네 번째 무기는 배, 엉덩이, 넓적다리 공격에 사용할 매트이다. 역시 대형 할인마트에 가서 주방용 매트를 구입하면 된다. 길이가 110cm 전후의 매트를 구입하고, 구하기 힘들다면 담요를 접어 이용해도 괜찮다. 여기까지는 체조를 할 수 있는 무기를 준비하는 단계이다.

걷기는 바깥에서 걷든가 헬스클럽에서 자동 머신을 이용하든가 수동 런닝머신을 이용해 걷는 세 가지 방법 중 하나를 선택하면 모든 준비 완료!

무조건 지키자! 다이어트 기본 전략 4가지

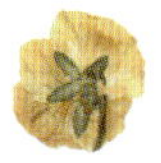 ## 전략 Ⅰ

많은 사람에게 알리자! (자신이 독하지 않다고 생각한다면)

많은 분들이 다이어트는 몰래하려고 한다. 이는 가시밭길을 자처한 꼴이다. 산속에서 수도하는 사람이 아니라면 어떤 형태로든 사회생활을 하고 있을 것이고, 집에서 독학을 하더라도 가족과 함께 지내야 한다. 자신만의 담을 쌓고 다이어트를 할 경우 남들의 시선을 피해야 하는 노력을 한 가지 더해야 하니 부담이 크다. 다이어트는 가능하면 많은 사람에게 알려서 도움을 받아가면서 하는 것이 좋다. 다이어트를 한다는 사실을 굳이 알리고 싶지 않다면 저녁 식사 자리에 함께 가지 못하는 다른 이유라도 둘러대서 주변과 담을 쌓는 일은 피하자.

건강을 위해 식이요법과 운동을 병행해야 한다며 이해를 구하는 것이 좋다. 거짓말은 아니지 않은가? 살잡이 식단은 조금 불편하더라도 사회생활에 지장이 없는 식단이므로 혼자 의기소침할 필요 없이 밝게 다이어트를 할 수 있을 것이다.

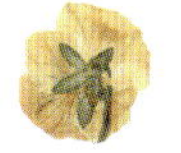

전략 Ⅱ

가까운 사람과 함께 다이어트를 시작하지 말자

많은 사람들은 다이어트를 자매와 친구 등 누군가와 함께 시작하려고 한다. 함께 시작하면 같은 체형이라도 다이어트 경험에 따라 살이 빠지는 속도가 다르다. 당연히 늦게 빠지는 사람은 빨리 잘 빠지는 사람과 비교하게 된다. 빠지는 속도가 늦은 사람은 자기는 왜 안 되는가 싶어 자포자기하는 마음이 생기니 저절로 낙오하는 경우가 많다.

가장 좋은 방법은 성공한 사람 또는 아주 좋은 성적으로 진행하는 사람의 뒤를 따라 시작하는 것이지만, 이는 우연한 기회가 아니면 기회를 잡기 힘들다.

꼭 함께 해야 할 동료가 있다면 같이 시작하지 말고 의도적으로 선후배 관계를 만들자. 예를 들어 자매가 함께 살잡이를 하고 싶다면, 20일 정도 차이를 두고 시작해서 선후배 관계가 되자. 앞서간 사람은 나중에 시작한 사람에게 모범이 되기 위해 열심히 할 것이고, 체중이 천천히 빠지는 체질이라도 뒤따라오는 사람이 따라잡을까 두려워 더욱더 운동에 박차를 가하게 될 것이다. 당연히 따라가는 사람은 앞 사람의 효과를 직접 확인하며 따라가는 것이기에 쉬울 것이다. 그러면 두 사람 모두의 성공은 당연!

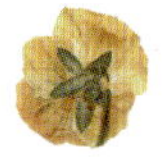

전략 Ⅲ

적군을 이해하고 아군을 가까이 하자

주변의 가족이나 아주 가까운 친구라 할지라도 다이어트 경험이 없는 사람은 다이어트 경험이 많은 당신을 이해하지 못한다. 꽤 많은 다이어트 지도자들조차 먹는 것을 참지 못해 괴로워하거나 끈기가 없어 운동을 망설이는 당신에게 "조금 덜 먹으면 되잖아?" "운동하면 되잖아" "이번에도 또 하다 말 거지?"라는 말을 종종 한다. 아주 쉬운 일을 왜 못하느냐는 식이다. 이런 주위 반응은 여러분에게 전혀 도움이 안 되고 좌절감만 안겨준다. 이들이 바로 적군이다.

아군은 나를 이해할 수 있는 사람들이다. 살잡이 홈페이지 사랑방에서는 가능하면 회원들끼리 많은 대화를 하게 한다. 그건 바로 자신과 같은 아픔과 경험이 있는 사람들끼리 서로 위로하고 격려하여 힘을 나누게 하기 위해서이다. 대화는 실제로 많은 효과가 있다. 주변에 아군이 없고 적군들만 있다면 이번에는 다이어트를 시작하는 당신에게 아무런 관심을 갖지 말고 지켜만 봐달라고 부탁하자. 그것이 도와주는 방법이라고.

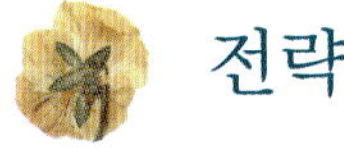

전략 Ⅳ

살과의 전쟁을 위한 3가지 필수조건, 정신 · 식단 · 운동

군대에서 훈련을 받을 때 육체적 단련과 함께 정신력 훈련을 받는다. 모든 훈련에 충실히 임해야만 실전에서 어떠한 상황에 부딪히더라도 자신을 지킬 수 있기 때문이다. '나는 총검술과 사격만 열심히 해서 쏘고 찌르기만 잘하면 될 것 같으니 총기 조립법은 안 배워도 될 거야' 라고 자만하여 지도자의 말을 안 듣고 자신이 하고 싶은 분야만 열심히 배운다고 가정해보자. 실전에서 총이 고장났을 때 문제를 해결할 수 있는 능력을 갖추지 못할 것이다. 사격 솜씨가 아무리 좋아도 적에게 당하고 말 것이다. 또 다른 건 열심히 배우지만 인간 한계를 넘어서는 유격훈련(밧줄을 타고 산을 오르내리는 훈련)을 통해 정신력과 체력을 최고치로 끌어올리는 연습을 게을리한다면, 나중에 남들이 극한 상황을 이겨나갈 때 당신만 쉽게 좌절하여 포기할 것이다. 머리 쓰기 싫어서 육체 훈련만 열심히 받고 독도법(지도 보는 법)을 배우지 않는다면 홀로 낙오되었을 때 동서남북을 찾지 못해 적지로 들어가지 않겠는가?

훈련의 땀 한 방울이 피 한 방울을 구한다고 한다. 운명은 바꿀 수 없다는 운명론자의 시각에서 본다면 당신의 살잡이는 인생을 바꾸는 기적을 행하고 있는 것이다. 기적을 만들기 위해서 세 가지 훈련에 철저히 임하자.

정신, 식단, 운동 세 가지 중 어느 하나가 더 중요하다고 말할 수 없을 만큼 모두 중요하다는 사실을 기억하자. 그리고 일단 무조건 따라하자. 정신 무장이 확실히 되었다면 당신은 1/3을 성공한 셈이다.

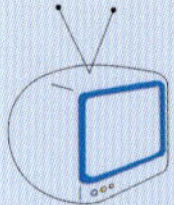

살잡이 홈은 - 살잡이 다이어트 스쿨 대장 오윤호

살잡이는 1999년부터 홈페이지를 이용해서 관리하고 있습니다. 앞으로 더 많은 사람들이 살잡이를 이해하는 자습서로 이 책과 홈페이지를 활용하기 바랍니다. 지금까지 잘못 알고 있던 다이어트 상식을 새롭게 정립하고, 동시에 올바른 다이어트란 체중만 줄이는게 아니고 원하는 몸 치수를 만들고 만든 몸을 지켜나갈 수 있는 능력을 키우는 일임을 널리 알리고 싶습니다.

개별적인 관리를 원하시면 살잡이 홈페이지를 이용하면 됩니다. 살잡이 책을 구입한 독자에게는 보다 많은 혜택을 드리고자 합니다. 저는 10년간 체중 감량 전문 헬스클럽을 운영해온 다이어트 전문가입니다. 단기간에 많은 kg을 확실하게 감량시켜 다시 원위치되지 않는 방법을 연구한 결과가 살잡이입니다. 개인에 맞는 음식을 섭취하고 체형에 맞는 운동을 100일 동안 하면 20~40kg 감량뿐 아니라 성격, 생활 습관까지 바꿀 수 있습니다.

현재 많은 체중 감량과 증가를 직접 경험한 사람들을 모아 살잡이 다이어트 스쿨을 조직, 운영하고 있습니다. 다이어트를 굳게 결심한 사람들이 엉뚱한 정보 또는 형식적인 정보에 끌려다니는 현실이 안타까워, E-mail이나 전화로 살잡이 정보를 직접 나눌 수 있는 장을 만들어 올바른 다이어트 정보를 공유하고 전파하려고 홈페이지를 열었습니다. 살잡이는 개인의 체질에 맞는 식이요법과 걷기, 체조 3가지 방법으로 100일 동안 원하는 체중을 감량할 수 있게 도와주는 곳입니다.

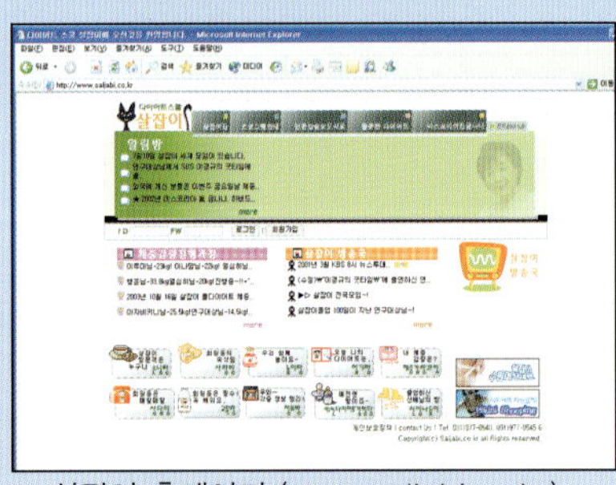
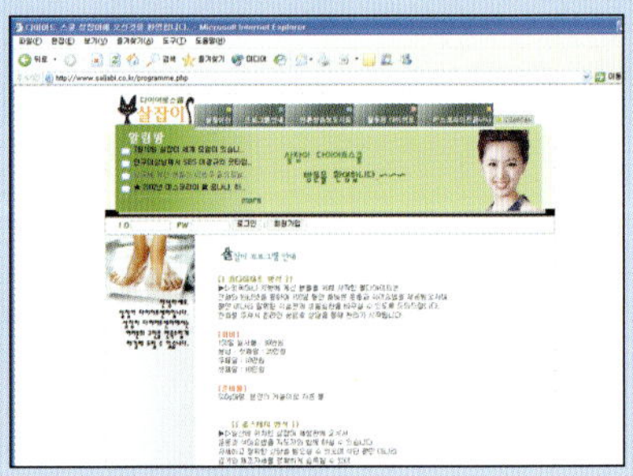

● 살잡이 홈페이지 (www.saljabi.co.kr)

이제는 당당하게 살아요! – 소크라테스 님

지금 키 168cm. 중3 이후 성장이 멈췄습니다. 키에 맞는 적당한 몸으로 살아왔기에 다이어트가 필요 없었지요.

지방에서 혼자 자취와 하숙을 번갈아 해야 했던 고등학교 때부터 불규칙적인 식사를 했습니다. 고기가 없으

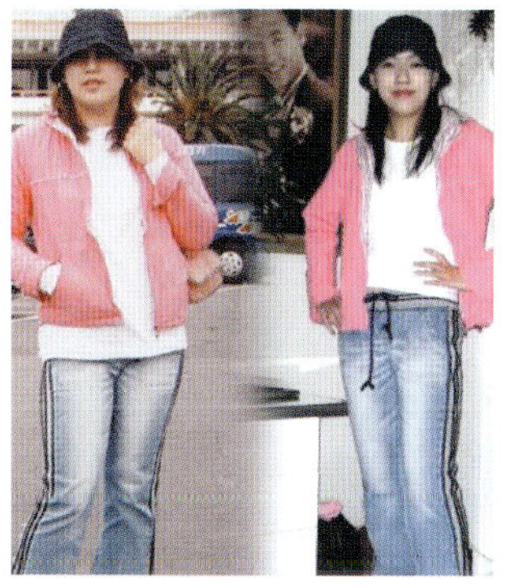

면 밥을 먹지 않던 식습관은 육류 위주였고, 밥을 대신해 군것질로 끼니를 때운 적도 많았습니다. 살이 찌는 고3 시절에도 저는 오히려 체중이 감량되곤 했었죠. 부모님이 계신 서울에 와서 대학을 다니면서 인생의 첫 번째 획을 긋는 일이 생겼습니다. 바로 결혼. 어린 나이에 결혼을 해서 아이를 낳았고, 당연히 출산 후 살이 빠질 줄 알았습니다. 그런데 점점 살이 불어서 급기야 77kg에서 78kg까지 나갔습니다. 처음 시도한 다이어트는 헬스였지요. 방법도 이론도 상식도 없이 다이어트 아닌 다이어트를 했습니다. 물론 감량은 없었습니다. 그 다음엔 포도즙과 오가피. 잡지에 나오는 다이어트 전·후 사진만 보고서 무조건 신청했습니

다. 오가피는 너무 썼고 포도즙은 너무 달았지요. 그러던 중 강남의 한방 비만 클리닉에서 두 달 프로그램을 하게 되었습니다. 지방분해침, 체조, 런닝을 해서 8kg 정도 감량한 것 같습니다. 지금 와서 생각해보면 살잡이에서의 8kg과는 너무도 다른 느낌이었습니다. 아니나 다를까 살이 다시 찌고 체중은 항상 75kg을 가리키고 있었습니다.

그러던 중 시누이가 살잡이를 하면서 19kg을 감량한 모습을 보았습니다. 여태껏 본 시누이 모습 중 가장 마른 모습이었습니다. 아기를 낳고는 그냥 편히 지내오다 그 모습을 보고 살잡이를 따라했지요. 16kg 감량. 요즘 주위 사람들이 제게 살잡이를 물어보곤 합니다. 저도 이제 멋진 정장 차려입고 낭랑히 친구들 결혼식에 가서 자리를 빛낼 수 있어서 너무 행복합니다. 잃어버렸던 자신감을 찾아주신 대장님과 부대장님께 정말 고개 숙여 감사드립니다.

살잡이를 믿으세요 – 연구대상 님

2004년 6월 4일 SBS '이경규의 굿타임'에 31㎏ 감량자로 출연

오늘은 8월 3일. 드디어 졸업생이 되었네요. 사랑방의 많은 살잡이 식구들이 축하해줘서 더욱 행복해요. 어떤 말로 시작할지…. 인터뷰 때처럼 버벅거리고 있어요. 그저 평범한 졸업생인데 이렇게 축하해주시고 기뻐해주셔서 감사합니다.

제 감량 수준이 대단해서 인터뷰를 한 건 아니고요. 목표에 조금 일찍 도달하긴 했어도 감량 수준은 평균 정도라고 생각되네요. 다만 대장님, 어진 님께 감사 표현을 하는 방법으로 인터뷰가 최선이라는 결론을 내렸기 때문이랍니다. 개인적으로 굉장히 기쁜 날이었고 행복했어요. 아마도 평생 잊지 못할 날인 것 같아요. 대장님은 얼굴이 너무 마르게 보일 것 같다고 걱정하셨는데 올라온 동영상 보니까 걱정할 정도는 아닌 것 같네요. 이런 일이 있을 줄 어디 상상이나 했겠어요?

저는 인터넷에서 다이어트를 검색하다가 살잡이를 발견했어요. 민간요법이라는 살잡이 설

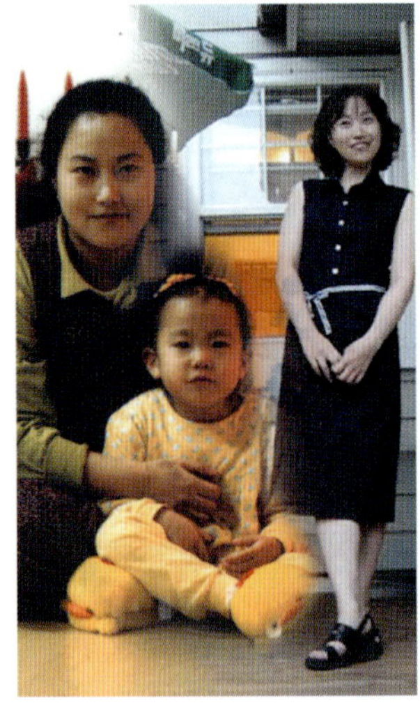

명을 과학적인 프로그램이라고 고쳐야 한다고 생각해요. 생생한 체험이 증명하는 프로그램이 더 과학적인 게 아닌가 해서요.

살잡이 초기에는 졸리기도 하고 시간지키기가 어려워서 힘들었고, 진행 내내 운동이 힘들었어요. 그런데 지나보니 참 쉽고 즐거운 다이어트였답니다. 확실한 프로그램이 있고 지도해줄 대장님, 어진 님이 계시고 함께 하는 식구들이 있고….

이보다 더 쉬운 다이어트는 없었어요. 무엇보다 살이 빠진다는 확신이 있었기 때문이었던 것 같아요.

100일 프로그램을 진행하는 동안은 지금까지의 상식을 잠시 접어두시고 대장님, 어진 님 말씀대로만 한다면 누구나 평균 정도의 결과는 얻을 수 있을 거예요. 힘내세요. 화이팅!

살아갈 힘이 생기다 – 중국에서 바비정 님

허리 37인치에서 26.5인치로, 70kg대에서 50kg대로 변신! 살잡이는 단순히 살을 빼는 곳은 아닌 것 같습니다. 자신을 절제할 줄 알고 지켜야 더 나은 내가 되는 것입니다. 완벽하지는 않더라도 이제는 전처럼 무절제하고, 무신경하고, 되는 대로 살고 싶지 않습

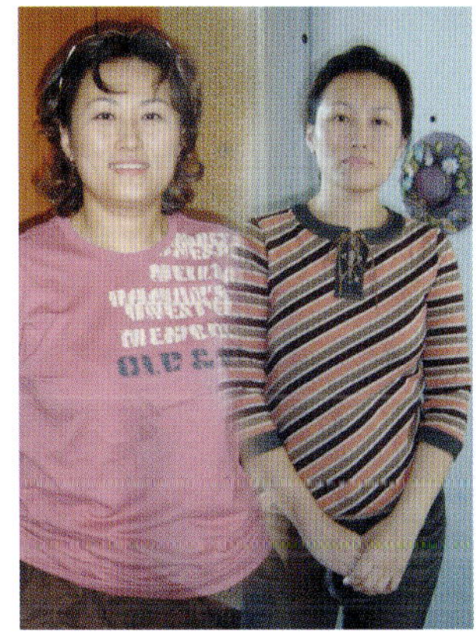

니다. 며칠 전 냉장고 안에 들어있던 한약과 양약들을 모두 정리했습니다. 약들을 가위로 잘라버리면서 뭔지 모를 희열을 느꼈습니다. 평생 가지고 산다던 신경성 위염, 소화불량, 혈액순환장애, 손발저림, 신경통, 수족냉증, 이런저런 결핍증. 이곳저곳 너무 아픈 곳이 많아서 쑤시고 결렸습니다. 낮엔 낮잠을 자고 밤에 불면증에 잠들지 못했습니다. 겉으로 보기엔 너무 실하게 생겨서 님들은 골렸겠지만 사실 80대 힐머니 체력이라서 약으로 반찍 충격을 주면서 살아왔었지요.

무릎 신경통두 낫고 입맛두 많이 바뀌어서 주위 사람들은 물론이고 저 자신도 너무 많이 놀란답니다. 살잡이 전에는 거의 손도 안 대던 과일과 생야채들, 버섯…, 입이 깔끔해졌습니다. 살잡이 기간 동안에도 일부러 양을 신경쓰거나 줄여야겠다는 생각은 하지 않았습니다. 대장님 말씀대로 맛있게 요리해 먹으려는 노력도 안 했습니다. 고기를 먹어도 단순히 고기를 굽거나 삶아서 소금과 후추에 찍어서 되도록 야채 없이 먹었습니다. 그랬더니 질려서 많이 먹지 못하겠더라고요. 서서히 음식량도 줄었습니다. 당시에는 잘 몰랐는데 100일에 다다르니 음식 하나하나의 제 맛을 알게 되었고, 자연히 위가 줄어서 과식을 하지 않게 되더라고요.

100일 동안 저에게 힘이 되어준 많은 분들에게 진꺼빈에 감사 인사 드립니다.

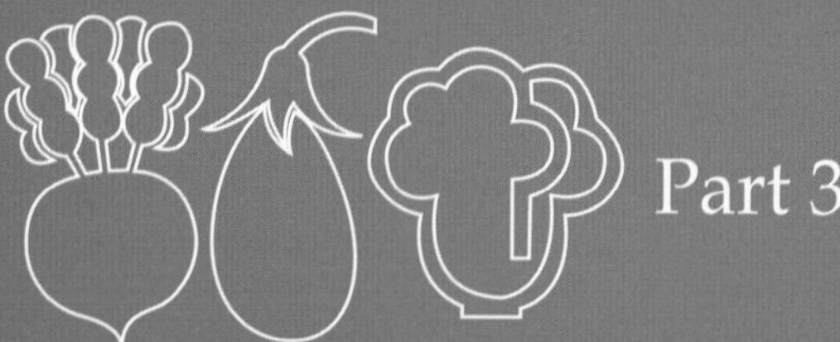

Part 3

실전 살잡이 100일 프로그램

살잡이 100일 프로그램 진행 과정

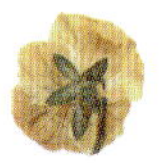 ## 살잡이 100일 프로그램 기본 계획 짜기

살잡이는 체중 감량뿐만 아니라 식습관을 변화시켜 우리 몸의 체질 자체를 변하게 하는 다이어트법이다. 이 과정을 이수한 사람들은 다시 살이 찌려고 할 때 일반 사람은 알 수 없는 미세한 몸의 신호를 보다 쉽게 알아차릴 수 있게 된다.

스트레스를 받으면서 요요현상을 막으려고 안간힘을 써야만 하는 기존의 잘못된 다이어트 방법과는 달리 살잡이 다이어트는 힘들이지 않고도 다시 살이 찌는 것을 스스로 조절할 수 있는 힘을 길러주기 때문이다. 돈을 들이지 않고도 살잡이에서 말하는 기본적인 내용들만 따라하면 누구나 혼자서도 10㎏이든 20㎏이든 자신이 원하는 만큼 체중을 줄일 수 있다.

살잡이 운동은 개개인의 다이어트 경험이나 개인 체질에 따라 자신에 맞는 운동법을 스스로 느끼면서 해야 한다. 이후에 설명할 살잡이 운동 전 과정을 실시해야 전체적인 몸의 균형미를 살릴 수 있다. 단, 이 과정을 시행할 때 자신의 운동능력에 비해 너무 높은 강도의 운동을 무리하게 하다 보면, 중도에 포기할 수 있다는 것을 명심해야 한다.

음식 섭취 또한 살잡이 절대 금지 식품을 염두에 두고, 싱싱한 야채와 토종 음식 위주로 최소한 간소하고 담백하게 먹어야 한다. 변비가 심한 사람은 이후에 언급할 변비처방 식품을 섭취하면서 자주 장마사지를 한다.

정신무장을 기본으로 자신에게 알맞은 운동강도를 정하고 차근차근 조금씩 늘려간다면 꾸준히 몸무게가 줄어들고 사이즈가 감소하는 것을 확인할 수 있다. 100일이 지난 뒤에는 진정한 몸짱의 기분을 느낄 수 있을 것이다.

살잡이 입학 초기 30일

식단: 양에 대한 걱정을 하지 말고 편안히 먹으며 이제껏 잘못된 다이어트, 즉 양을 줄이는 다이어트로 인한 스트레스를 풀게 하는 기간.

운동: 운동을 무서워하고 멀리하며 살았던 습관을 비리고 조금씩 운동량을 늘려가며 나도 할 수 있다는 자신감을 다지는 기간.

살잡이 중기 40일

식단: 단조롭게 먹는 습관을 들이고 먹을 때 편한 마음으로 먹는다. 음식에 서서히 질려가면서 자신의 적정량을 찾아가는 기간.

운동: 끔찍했던 운동을 서서히 늘리면, 어느덧 운동을 즐기던 사람들보다 더 많은 운동을 하는 자신을 발견하게 될 것이다. 칭찬을 아끼지 말아야 하는 기간.

식단 : 살잡이가 말하는 독극물이 우리에게 끼치는 여러가지 해로움을 기억하며 살을 잡고, 건강까지 선사하는 살잡이 식단과 더욱 가까워지는 습관을 다지는 기간.

운동 : 중기까지 늘려왔던 운동량이 몸에 익숙해지도록 반복하면서 자신의 몸의 변화와 탄력있는 몸을 스스로 느끼는 기간.

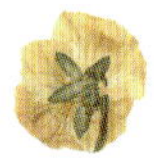 ## 실전 살잡이 100일 프로그램 엿보기

이제 살잡이 경험자의 다이어트 실전 지도 프로그램을 통해 그 비법을 실제로 엿보도록 하자!

도전자는 다이어트 경험이 전혀 없던 남성으로 어릴 때부터 꾸준히 살이 쪄온 유아 비만인이었다. 또한 변비가 심각한 상태였다. 이런 그가 살잡이 100일 프로그램을 진행하면서 54kg을 감량하고 변비도 사라졌다. 그가 진행했던 프로그램은 다음과 같다.

★ 살잡이 100일 프로그램

단 계	기 간	식 단	운 동	감 량	비 고
초기	1주	●아침 점심 저녁 세끼를 모두 현미 찹쌀에 보리와 콩을 첨가한 잡곡으로 섭취한다. ●각종 생야채(풋고추, 오이, 당근, 양파, 깻잎, 상추 등)와 설탕을 넣지 않은 나물(시금치, 콩나물, 도라지 등)을 섭취한다. ●고기가 들어가지 않은 국, 찌개를 섭취한다.	●첫날 수동 런닝머신 10분으로 시작하여 매일 1분씩 늘려가고 20일째 진행에 30분을 유지한다. ●체조는 봉 체조와 덤벨 체조 10회로 시작 매일 1회씩 늘려가고, 31일째부터 봉 체조와 덤벨 체조는 40회로 유지한다. ●덤벨 체조 중 배운동, 힙업 운동은 5회에서 시작해서 매일 1회씩 늘려 30일째까지 진행한다. 31일째 부터는 35회로 유지한다.	−7kg	운동을 전혀 하지 않고 지내던 분이므로 모든 운동 능력이 아주 떨어진 상태. 따라서 운동과 친해지게 하는 것을 목표로 한다. 특정 부분을 좀더 빼고 싶으면 그 부분에 대한 운동을 집중적으로 실시한다.
	2주			−5.5kg	
	3주			−5kg	
	4주			−4.5kg	
	5주			−1.5kg	
중기	6주	● 초기의 식단을 유지한다.	●수동 런닝머신 30분에서 다시 매일 1분씩 늘려가 50분까지 늘린다. ●체조도 매일 1회씩 늘려 50회가 되도록 유지한다.	−5kg	다이어트 경험이 없고 살이 아수 많은 고도 비만이었기 때문에 빠른 감량이 있었지만, 초기 마지막 단계 정체기가 시작되었으므로 운동 강도를 높인다.
	7주			−3.5kg	
	8주			−4kg	
	9주			−3.5kg	
	10주			−2kg	
후기	11주	●아침 식사를 생야채(당근, 양배추, 토마토 등)로 바꾸고 저녁은 고기와 우유 중 택일하게 하면서 탄수화물 섭취를 배제했다.	●운동은 중기의 운동 강도를 계속 유지한다.	−4.5kg	많은 감량이 있었지만, 스스로 정한 목표치에 도달하기 위해 최선을 다한다.
	12주			−3kg	
	13주			−3kg	
	14주			−2kg	
졸업 후		14주 후 100일 프로그램을 끝내고 헬스클럽에서 근력 운동을 하도록 처방한다.			

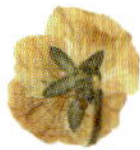

살잡이 다이어리 만들기

식단 기록

(　　)주　　　　　년　　　월　　　일 ~　　　년　　　월　　　일

	아침 식사		점심 식사		저녁 식사		간식	
	섭취 식품	섭취 시간	섭취 식품	섭취 시간	섭취 식품	섭취 시간	섭취 식품	횟수
월								
화								
수								
목								
금								
토								
일								

● 요일별로 자신이 섭취한 식품과 섭취 시간을 적어보세요.
● 익숙해져서 저절로 식습관 체크가 가능하면 매일 적지 않아도 됩니다.

● 나와의 약속 (이 주에 지키지 못했던 것들을 반성하고 고치도록 합시다.)

● 오늘의 다짐

운동 기록

(   )주   년   월   일 ~   년   월   일

	스트레칭		걷기		봉 체조		덤벨 체조		배변	몸무게
	횟수	소요 시간	횟수	소요 시간	횟수	소요 시간	횟수	소요 시간		
월										
화										
수										
목										
금										
토										
일										

- 요일별로 스트레칭 횟수, 걷기 횟수, 덤벨 체조 횟수, 봉 체조 횟수 그리고 각각의 소요 시간과 배변 횟수를 체크하세요.
- 운동은 힘이 드는 만큼 지속적으로 체크하면서 꾸준히 진행하는 것이 좋습니다.
- 몸무게는 너무 자주 확인하지 마세요. 주 단위로 한 번씩 체크하는 것이 동기유발에 좋습니다.

- **나와의 약속** (이 주에 지키지 못했던 것들을 반성하고 고치도록 합시다.)

- **오늘의 다짐**

Round 1. 정신 다지기

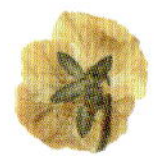 긍정적 암시와 생각은 살잡이 100일 과정의 기본!

수많은 다이어트 방법이 알려졌지만 거의 모든 방법에는 정신적인 내용이 빠져있다. 전쟁이나 경기를 앞두고 실시하는 훈련 과정에 정신적인 부분이 반 이상을 차지하듯 살과의 전쟁 역시 정신적인 부분이 반 이상을 차지한다. 긍정적인 암시를 반복해서 살과의 전쟁을 승리로 이끌 수 있다는 말이다.

암시란 무엇인가. 임신을 간절히 원하거나, 영구불임의 여자가 생리가 늦어지면서 상상임신을 해 입덧을 하고 배도 부른다고 한다. 심리 변화에 따라 육체 변화까지 일으키는 암시란 엄청난 능력을 갖고 있다. 많은 의사들 역시 암시를 이용하는데, 중병의 환자에게 나을 수 있다는 긍정적인 암시는 치료에 큰 도움이 될 수 있지만, 가벼운 소화불량도 스스로 큰 병이라고 여기며 부정적인 암시를 하면 작은 병이 큰 병으로 발전할 수 있다.

살잡이 역시 자연스럽게 긍정적인 암시를 심어주는 경우가 많다. 진행 중에 당신도 '살을 뺄 수 있다' 라는 암시를 자주하고 자신과 비슷한 체형의 선배를 본보기 삼아 구체적인 암시를 전달한다. 모범적인 선배들의 사진을 보여주며 졸업 후 자신감에 가득 차서 새로운 생활을 하는 자신을 상상하도록 긍정적인 암시를 준다. 변해가는 현재와 성공 후의 모습을 즐기게 하면서 자신이 가진 능력의 최대치를 발휘하게 이끈다. 앞서 준비 과정에서 동기와 믿음과 목표 설정을 완벽하게 하였다면, 당연히 부정적 암시가 없는 상태이겠지만 미미하게 나타나더라도 부정적 암시는 살잡이 진행 상태에 악영향을 미칠 수 있다.

긍정적인 사고는 사회생활에 무한한 힘을 발휘하지만 '나는 안 될 거야' '이렇게 하고 있지만 곧 포기할 거야' '나는 원래 그래'와 같은 부정적인 생각은 사회생활뿐 아니라 다이어트에도 방해가 되며 중도에 포기하게 만들 수 있다.

몇 년 전 한 아가씨가 2년 동안 거의 하루에 한 끼씩 먹는 다이어트를 해서 20kg 정도를 감량했다가 다시 살이 찐 후 빠지지 않았다. 그녀는 자살을 결심했다가 살잡이 이야기를 듣고서 상담을 하러 왔다. 그녀는 이미 살이 잘 빠지지 않는 체질로 변해 있었다. 게다가 잘못된 운동을 해온 탓에 몸의 각 부위가 단단한 근육으로 덮인 것이 보였다. 폭식 습관까지 있어서 여러모로 문제가 많은 상태였다. 초반부터 같은 체형의 사람들보다 강도 높은 운동을 해도 다른 사람들에 비해 1/3 정도 느린 감량 속도 때문에 그녀는 힘들어했다. 긍정적인 암시를 심어주기 위해 "당신은 틀림없이 원하는 몸을 만들 수 있다. 조금 느리더라도 당신이 열심히 하는 만큼 좋은 결과를 얻게 될 것이다"라는 격려를 반복했다. 다른 사람들을 이끌어가도록

"당신은 구령 소리가 좋아 리더를 하면 좋겠다" "당신은 남들보다 체력이 뛰어나 운동을 훨씬 더 많이 할 수 있는 능력이 있다" 등 칭찬을 해주었다. 그리고 살을 뺀 후의 모습을 그려주는 암시를 자주 해주는 등 남다른 관심을 보이며 100일 동안 살잡이를 실천했다. 드디어 100일이 지난 후, 원하는 체중에 거의 도달했다. 하지만 심한 폭식을 방지하기 위해 그녀의 식습관을 바꿔주려고 다지기 기간 50일을 더 하는 것이 좋겠다고 권유했다. 그런데 함께 다이어트를 하며 사귄 동료가 "살을 다 뺏으면 그만이지 누구는 100일이면 되고 누구는 150일을 해야 하는 게 어디 있느냐. 돈을 벌기 위해서, 그리고 살 뺀 모습을 이용하려고 널 붙잡고 있는 거야"라는 말을 하기 시작했다.

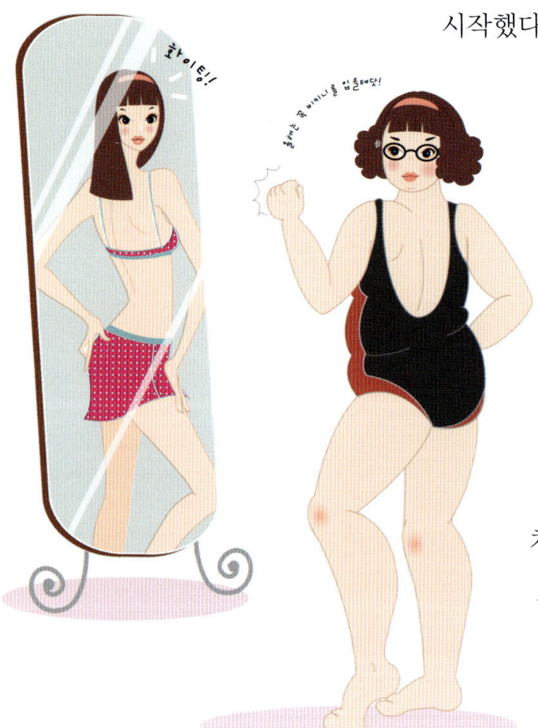

결국 이 아가씨는 부정적인 암시가 든 말을 자주 듣게 되었고 주위에서 초콜릿을 먹어보라는 유혹에 쉽게 넘어가 연습이 덜 끝났는데 초콜릿을 먹기 시작했다. 그러다 보니 안타깝게도 살잡이에서 멀어지게 되었다. 그만큼 부정적인 암시는 일상생활뿐 아니라 다이어트에도 가장 큰 적이 될 수 있다.

앞서 준비 과정의 목표 설정에서도 말한 것처럼 구체적인 상상을 통해 긍정적인 암시를 자주 떠올리면서 살잡이를 진행해보자. 자신도 모르는 사이에 운동 습관과 식습관이 바뀐다.

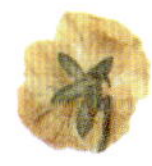 # 자신을 다스리면 폭식도 해결되고 원하는 몸이 보인다

　　　자신을 다스리면 다이어트뿐 아니라 세상살이 또한 수월하게 해갈 수 있지만 자신을 다스리는 일이 어디 말처럼 간단한가.

　한때 마인드 컨트롤이 유행한 적이 있었다. 참선, 도, 요가 등의 명상 수련을 통해 자신을 다스리려고 노력하는 사람이 늘어나고 있지만, 이런 수행을 해도 자신을 다스리기란 쉽지 않은 일이다. 필자는 그런 책을 읽거나 수행을 받아본 적이 전혀 없다. 단지 실생활에서 자신을 다스리는 방법을 얻을 뿐이다. 우선 불면증을 예로 들어 보겠다. 잠을 자지 못했던 경험이 있는 사람이라면 불면이 얼마나 괴로운지 안다. 잠을 자려고 노력하면 할수록 정신이 맑아지고 이불을 뒤척이다가 날이 밝아올 때야 겨우 잠들면 다음날 하루 종일 머리가 무겁다. 생활에 큰 지장을 주는 불면증. 경험을 해보지 못한 분들은 단순하게 "왜 못 자?" "아무 생각 하지 말고 자" "운동을 해서 몸을 피곤하게 해 봐"라고 말하지만 이미 그런 방법을 시도해본 당사자들은 답답할 뿐이다. 별 하나, 나 하나, 별 둘, 나 둘, 별 셋, 나 셋을 세면 잠이 온다지만 더욱 정신만 또렷해질 뿐이다. 잠을 자야 하는데 현재 자신은 잠을 못 자고 있다는 강박적 암시가 뿌리박고 있어서이다.

이제 새로운 시도를 해보자. 불면증이란 단어를 심각하게 받아들이면 안 된다. 단지 내가 생각이 많을 뿐이고, 별일 아니라는 암시를 주어서 아주 가벼운 일이라고 여기자. 내 힘으로 해결하지 못할 일로 고민을 하는 상황이더라도 잠자리에서는 그 생각을 접어두고 즐거운 공상을 시작한다. 아주 황당한 공상도 좋고 누가 알면 손가락질을 받을 수 있는 괴이한 공상이라도 좋다. 틀림없이 아주 즐거운 공상이어야 한다. 되도록이면 꼬리에 꼬리를 물고 이어질 수 있도록 하자. 그 공상의 이야기가 끝나지 않았는데 잠이 들었다면 성공이다. 그 정도로 잠을 이룰 수 없는 상태라면 가장 편안한 상태에서 누워(엎드려도 된다) 호흡을 느리게 하면서 온몸의 힘을 빼자. 힘을 빼다 보면 특히 미간 등 얼굴에도 힘을 많이 주고 있었다는 걸 느낄 수 있다(반대로 생각을 집중하려고 하면 미간에 힘이 많이 들어가게 되는 걸 느낄 수 있다).

자! 미간에 힘을 빼고 머릿속을 완전히 비운, 아무 생각 없는 상태를 유지하자. 몸과 정신이 이완되어 편안해지면서 자신의 숨소리가 들린다. 어느새 숨소리마저도 들리지 않으면서 잠에 빠지게 될 것이다. 해결하지 못할 일로 고민하며 잠을 못 이루던 당신이 공상을 통해 잠을 이루게 되든지, 몸에 힘을 빼고 몸과 정신을 이완시키는 연습을 해서 잠을 이루게 되든지간에 당신은 자신을 다스리는 첫 발을 내딛은 것이다.

일상생활에서 맞닥뜨리게 되는 스트레스로 폭발하려 할 때 위의 방법을 이용해보자. 의자에 편히 앉아 심호흡을 하면서 몸, 특히 미간에 힘을 빼고 머릿속의 생각을 비우자. 맑은 정신을 만든다면 당신은 자신을 다스린 것이다. 다이어트를 진행하면서도 크고 작은 일들을 만날 때 즐거운 공상을 통해 몸과 마음을 비워 자신을 다스리면 틀림없이 당신은 이 과정을 잘 이겨나갈 수 있다.

이런저런 다이어트를 통해서 얻게 된 잘못된 습관 중에 폭식 버릇이 많다. 살잡이 식단에서 충분히 먹으라고 지도해 많은 양을 원하는 당신을 진정시킬 수 있지만 당신이 독극물(햄버거, 떡볶이, 초콜릿 등)을 원하는 본능까지 잠재우긴 힘들다. 그런 독극물들이 생각날 때 먹지 말아야겠다고 마음먹기 위해 미래의 변한 당신 모습을 상상속에서 뚜렷이 떠올릴 수 있어야 한다.

사귀던 연인과 아쉬운 이별을 하게 되었을 때, 잊으려 노력할수록 더욱 생각이 나고 괴롭던 경험이 있을 것이다. 경험자들은 그럴 때 잊으려고 혼자 머리 싸매고 있는 것보다 다른 이성과 만나는 시간을 늘릴 필요가 있다고 충고한다. 그러다 보면 새로운 사람에게 정이 들고 괴로움에서 벗어나기 마련이다. 그런 상황에서 벗어나기 위해서 '안 먹어야 해' '잊어야 해'가 아니라 다른 생각을 해야 이롭다. 더욱 즐겁고 강한 생각을 말이다.

살잡이도 당신이 살을 다 뺀 후 생활하는 사차원적인 공상을 하는 게 좋다. 독극물이 강하게 떠오르면 바로 원하는 대로 먹은 후 원래의 몸으로 돌아가 자포자기하며 살아가는 생활, 즉 부정적인 생각을 떠올려라.

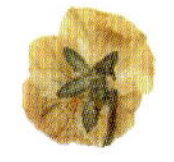

핑계는 자신을 구하지 못한다

많은 사람들이 실수와 잘못을 뉘우치려 하기보다 핑계를 먼저 댄다. 내 주변에도 쓴소리를 유난히 싫어하고 핑계만 대는 사람이 있다. 핑계는 결코 자신을 구할 수 없다. 핑계는 인생의 발전을 방해하며 기회를 막는 최대의 적이다. 핑계는 다이어트에도 가장 큰 적이다. "친구들 때문에 어쩔 수 없이 식단을 어겼다" 또는 "모임에 가느라 운동을 못했다" 이런 핑계로 자신을 구할 수는 없다. 반성만이 자신을 구할 수 있고 발전시킬 수 있다.

살잡이가 불가능한 식단을 정해주었다면 친구도 만나고 모임에도 나가며 사회생활을 해야 하는 모든 성공자들이 어떻게 살을 뺄 수 있었겠는가. 성공자들일수록 사회생활도 모범적인 사람들이며, 작은 실수를 했다면 반성을 하고 더 노력한다.

살잡이 회원 중 한 분이 계획에 없던 갑작스런 홍콩 출장이 생기자 비행기 안에서 걷기를 했다는 재미있는 일화가 있다. 그 정도는 아니더라도 약속이 있어서 저녁에 운동할 시간이 없을 것 같으면 아침에 일찍 일어나 운동을 하겠다는 각오만 있으면 된다. 친구들이 스테이크에 와인을 먹자고 할 때 삼겹살에 소주를 먹겠다는 각오면 틀림없이 원하는 몸을 만들고 성공자의 대열에 합류하게 될 것이다. 이제 핑계와는 절교하자. 나태한 생활에서 벗어나 계획적이고 활기찬 생활로 살과의 전쟁에서 승리를 쟁취하기를 바란다.

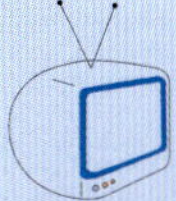

슬럼프가 생기는 원인

첫째, 운동을 하지 않고 음식으로만 다이어트를 시도할 경우이다. 이 경우 우리 몸은 스스로를 보호하려고 에너지 소모량을 낮추게 된다. 에너지가 적게 소비되면, 당연히 살이 빠지는 속도가 감소될 수밖에 없다.

둘째, 게을러져서 핑계가 많아지는 경우이다. 업무 스트레스, 잦은 회식, 휴가, 기념일 등 포기할 수 없는 이유들이 있다면 이것이 슬럼프로 가는 직접적인 원인이 될 수 있다. 이렇게 핑계가 잦아지면 의욕도 없어지고 목표도 희미해지면서 그동안 열심히 해왔던 자신의 계획이 바로 허물어지기 시작한다.

셋째, 식욕을 참기 힘든 경우이다. 이전까지의 식습관들을 갑자기 고치려니 잘못된 식습관에 길들여져 있던 우리 몸이 쉽게 그 욕망을 포기할 리 없다. 어느 정도 체중이 감소하면 우리 몸의 식욕을 담당하는 중추는 더 많은 먹을거리를 요구한다.

넷째, 부정적인 생각이 끊임없이 떠오르는 경우이다. 더 빨리, 더 많이 빼려고 음식물 섭취를 최소화하고 자신의 욕구를 절제할수록 우리 몸도 견디기 힘들어진다. 의지도 약해지기 쉽다. 그렇게 되면 다이어트의 가장 큰 적인 부정적인 생각들과 끊임없이 힘겨운 싸움을 해야 한다. 틈만 나면 자신을 자책하는 일이 바로 슬럼프의 주요 원인이 된다.

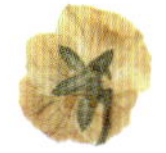

세 번의 고비를 넘기자

첫 번째 고비는 살잡이를 시작하면서 3일 정도가 되었을 때 근육통이 최고점에 달하게 되면서 생긴다. 많은 분들이 운동을 싫어하고 멀리하던 분들이라 근육통을 즐기지 못하고 이겨내기 힘들어 한다. 누구든 5일 정도만 이겨내면 근육통이 사라지고 고비를 넘길 수 있다.

두 번째 고비는 30일 전후에 정체기를 맞이하면서 '이렇게 열심히 진행하는 데 체중이 줄지 않다니?' 하면서 회의를 느끼며 좌절해서 생기는 고비이다. 하지만 이 시기에 오히려 많이 빼야 할 부위의 체조를 집중적으로 늘려가야 한다. 그로 인해 치수가 주는 것을 확인하고 즐기면서 넘길 수 있어야 한다.

세 번째 고비는 70일 전후를 맞이하는 자만이 겪는 고비이다. 어느 정도 원하는 몸매를 만나면서부터 '이 정도면 됐다' 라며 본인이 알아서 하려는 시기이다. 가장 위험한 고비이다. 습관이 바뀌지 않은 상태이고 얻은 것을 지켜낼 수 있는 능력이 준비되지 않았기에 겸허한 마음으로 다져나가야 할 시기를 '다지기 기간' 이라 부른다. 이렇게 세 번의 고비를 넘기고 나면 당신은 멋진 몸뿐 아니라 그 몸을 지켜나갈 수 있는 능력까지 키울 수 있다.

Round 2. 식생활 다지기

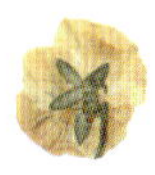 ## 살잡이 식단의 비밀

다이어트를 지도하던 초기에는 기존 방식에 따라 칼로리를 계산하여 식단과 운동 처방을 하였다. 하루는 살을 찌우려는 사람과 살을 빼려는 사람, 두 그룹의 사람들과 고깃집에서 회식을 하게 되었는데 살을 찌우려는 그룹과 살을 빼려는 그룹의 서로 다른 습관을 발견하였다.

살을 찌우려는 그룹은 살을 찌우겠다는 강박관념 때문에 고기를 집중적으로 많이 먹고, 살을 빼려는 그룹은 고기를 조심스럽게 먹었고 다른 반찬을 골고루 먹으면서 동작이 완만했다. 살을 찌우려는 그룹은 고기를 빠르게 많이 먹은 후 빨리 자리를 옮기고 싶어 들썩거리며 보채는 데 반해, 살을 빼려는 그룹은 아주 느긋하게 밥과 찌개까지 먹으며 주인이 주는 후식까지 챙기고 싶어했다.

'아하! 이것이구나, 서로의 습관을 바꿔줘야겠다!' 라는 힌트를 얻은 나는 실제로 그렇게 사람들의 습관을 바꿔주었더니 이전까지 알고 있던 일반적인 다이어트 방법들과 달리 많은 사람들에게 효과가 나타나기 시작했다.

살을 찌우려는 그룹의 성격은 세 끼를 꼬박 챙겨먹으며 한 끼라도 안 먹으면 죽는 줄 알고 편식을 하는 경향이 많다. 고기를 먹을 땐 고기만 먹는다. 보통 사람들과 달리 의무감에 먹게 되는 경향이 많기도 하다. 그래서 살을 빼고 싶어하는 그룹에게는 한 끼도 건너뛰는 일이 없이 식단을 지키며 세 끼를 꼭 먹도록 식단을 처방하였다. 예를 들면 다이어트 경험이 거의 없는 사람은 단백질 식품을 뺀 백반을 먹게 하거나, 특별히 자신이 먹고 싶은 메뉴가 있는 날은 밥이나 탄수화물을 줄인 식단으로 밥을 먹게 하였다. 다이어트 경험에 비례해 식단을 조정하면서, 다이어트 경험에 따라 몸의 상태가 어떤가를 판단하고 식단을 정한 것이다.

반대로 살을 찌우고 싶어하는 그룹은 불규칙한 식사, 예를 들면 연휴가 끼어 있는 때라면 2~5일간 금식 후 보통 식사(단백질, 탄수화물, 지방을 골고루 섭취하는 식단)를 1~2주 진행, 다시 저녁 6시 이후 안 먹기 1주 진행, 다시 1~2주 간 보통 식사, 다시 저녁 안 먹기 1주 진행 후 1~2주간 좋아하는 식단을 마음놓고 먹게 하는 방법에 따라 시간 배분을 하였다.

의무적으로 먹어야 산다고 생각하던 사람이 먹을거리를 즐기게 되면서부터는 다시 절제(교과서적인 다이어트)를 시켜야 한다. 그러면서 폭식 습관이 서서히 생기는 경우가 많고, 식탐이 생기면 즐기면서 먹게 된다. 필자도 직접 경험했다(필자도 허리 27~30인치를 항상 유지하여 식탐도 전혀 없던, 절대 살이 안 찌는 체질이었다). 위의 방법을 직접 실험하면서 3개월 정도가 흐른 어느 날 밤, 늦은 시각에 짜장 라면이 먹고 싶어 잠을 이루지 못했다. 결국은 새벽 2시에 24시간 편의점에 가서 라면을 사와 끓여 먹고 나서야

잠이 들었다. 허리가 한 달 사이에 4인치가 늘었고 최고 36.5인치가 되었다. 평생 살찌는 게 소원이었기에 허리가 늘어나서 재미있었고 회원들이 놀릴 때마다 자랑을 할 정도였다. 그러나 엉덩이가 커지면서 앉았다 일어서기도 불편할 정도가 되니 조절을 하지 않을 수 없었고, 다시 32인치로 돌아왔다.

적게 먹거나 안 먹는 방법은 당장 체중을 줄일 수는 있지만 진정한 살 빼기가 아니라 오히려 살을 찌우는 길이다. 살을 빼기 위해서는 세 끼를 꼭 먹으며 탄수화물 식단과 단백질 식단을 분리하고, 식사량을 지나치게 절제하지 않으면서 편안하게 먹어야 한다.

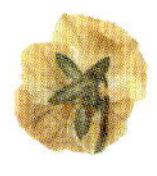 ## 신토불이 식단으로 두 마리 토끼를 잡는다

20년 전만 하더라도 주변에 불임, 아토피성 피부염 등은 흔치 않았지만 요즘은 달라졌다. 온갖 공해도 한몫을 했겠지만 수입 농산물과 인스턴트 식품의 영향이 크다. 살잡이는 이 땅에서 나는 음식물을 기본 식단으로 정하고 있다.

수입 농산물의 왕창 뿌린 농약이나, 각종 방부제와 식용 색소 등이 들어간 인스턴트 식품을 멀리하여 입맛 바꾸기와 살 빼기를 하는 동안 우리 몸 안에 쌓여있던 각종 독소들이 줄어들면서 몸이 순화된다.

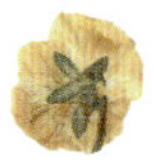 살잡이 식단에 요요를 막는 비결이 있다

각종 다이어트를 빙자한 약품, 식품, 기계를 판매하거나 가르치는 곳에서 오직 자기네만은 요요가 없다고 외치고 있다. 얼마나 달콤한 얘기인가? 하지만 이 세상에 요술 같은 일은 없다. 얻은 것을 지킬 수 있는 능력을 키워야지 제대로 하는 것이다. 예를 들면 갑자기 당첨된 복권이 그렇다. 많은 사람들이 복권에 당첨되는 꿈을 꾸고, 돈이 많이 생기면 당연히 잘 지킬 수 있다고 생각하지만 정작 복권 당첨자들 중 많은 사람들이 몇 년을 못 넘겨 경제적으로 원위치된다고 한다. 지킬 수 있는 능력을 만들지 못한 상태에서 큰 돈이 생겼기 때문이다.

살도 역시 뺀 후에 지킬 수 있는 능력을 만들어야 요요를 겪지 않는다. 살잡이에서 말하는 '지킬 수 있는 능력'이란 설탕 등 단맛을 제외한 식단을 100일간 먹어서 그동안 좋아했던 음식물에 거부 반응이 생기는 상태를 가리킨다.

우선 조미료 등을 멀리하는 습관을 들이자. 인스턴트 식품에 들어있는 엄청난 양의 조미료나 약품의 맛과 냄새를 싫어하게 되어 담백한 자연식을 저절로 즐기는 날이 올 것이다. 자연식을 맛보는 방식으로 식단을 바꾼다면 당신은 자연스레 식성이 까다로워져서 살이 안 찌는 사람이 될 것이다.

먹는 습관이 불규칙한 사람일수록 음식 흡수력이 최대치로 올라갔던 몸을 흡수력이 낮은 몸으로 바꾸기 위해 세 끼 밥을 꼭 챙겨먹자. 꼼짝 않고 살던 생활습관이 부지런히 움직이는 습관으로 바뀌면 당신에게 요요란 없다. 먹거리가 풍부하지 않던 시대에는 아이들이 다리를 떠는 등 부산하게 움직이면 어른들은 "배 꺼진다" "복 나간다" "점잖게 있어라"고 하며 칼로리 소비를 최소화하려고 하였다. "소변은 참으면 독이 되고 대변은 참으면 약이 된다"며 섭취한 음식물의 흡수를 최대화시키려 했던 것이다.

현대는 먹거리가 넘쳐나는 세상이다. 사람들은 살을 뺀 몸을 유지하기 위해서 움직임을 최대로 하여 칼로리 소비를 높인다. 과거와 달리 섭취한 음식물의 흡수를 최소화하여 살이 안 찌기를 간절히 원하는 그런 세상이 되어버렸다.

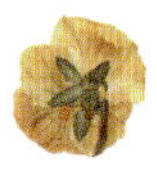

진정한 웰빙족은 웰빙 다이어트를 한다

도심의 공해와 바쁜 생활에서 벗어나 몸의 평화를 추구하고 패스트푸드보다는 유기농 야채와 곡식으로 만들어진 신선한 건강식을 섭취한다. 몇만 원짜리 값비싼 레스토랑 식사 대신 싱싱한 야채, 과일 등을 즐기고 향긋한 스파 마사지나 발 마사지를 즐기는 것이 진정한 웰빙이다. 매일 저녁 이어졌던 술자리 모임을 피하고 퇴근 후 곧바로 헬스클럽을 찾거나 요가 센터를 찾아 하루 동안의 스트레스를 말끔히 날려버리는 것 또한 웰빙의 표현이다. 문화행사를 즐겨 찾는 것은 물론 다양한 레포츠, 가족이나 연인과 함께 근교로 떠나는 주말 여행을 시도하는 것도 좋다.

자! 여기에 추가할 것이 있다.

우리가 원하는 몸매를 만들기 위해 고통받는 다이어트가 아닌 즐겁고 건강한 다이어트를 하는 것이다.

커피 향을 즐기되 설탕과 프림이 들어가지 않은 담백한 맛을 즐기고, 회식과 술자리를 즐기되 살이 되지 않는 범위 내에서 즐기며,

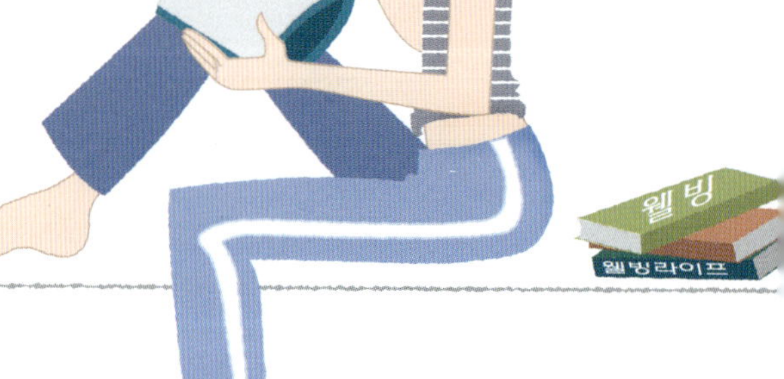

몸매를 만들어주는 운동으로 원하는 몸을 만들어 변하는 자신의 모습을 즐기면서 자신감을 회복한다면 당신은 자신을 사랑하는 진정한 웰빙족이다.

 ## 폭식을 해결하는 살잡이 식단

앞에서도 이야기한 것처럼 우리가 쉽게 접하던 다이어트는 음식량과 칼로리를 절제하는 방식이었다. 이때 엄청난 스트레스를 받게 되고, 이를 되풀이할수록 억제된 본능이 폭발해 폭식을 하게 된다. 일반적으로 폭식 습관을 '폭식증'이라고 표현하지만 살잡이에선 '증'이란 말을 붙이지 않는다. 심각한 증세라고 생각하지 못하게 하기 위해서이다. 손톱을 물어뜯는 습관처럼 나쁜 습관 중 하나라고 가볍게 생각하게 유도해서 마음을 안정시키고 습관을 바꾸게 하고 있다.

예를 들어, 손톱을 물어뜯는 아이에게 원인을 찾아 해결 방법을 제시하지 않고 그 동작만을 못하게 하면 아이는 남몰래 손톱을 물어 뜯는다. 손톱을 물어뜯는 모습을 보았을 때 "손톱을 뜯고 있구나?"라고 지금의 행동을 인식하게 한 뒤 "자, 이제부터 내가 100을 셀 때까지 뜯도록 하자"라며 부드럽게 다가가서 100까지 천천히 세면서 계속하게 한다. 물론 그만하겠다고 하겠지만 괜찮다며 편안하게, 그리고 의무적으로 계속하게 시킨다. 다음에도 뜯는 장면을 몇 번 더 목격하겠지만 그럴 때마다 의무적으로 더

시키면 얼마 가지 않아서 고쳐진다.

살잡이 식단의 첫 번째 조건은 편안한 상태에서 충분히 먹게 하는 것이다. 식욕을 억누르지 않으면 폭식 습관을 방지할 수 있다. 하지만 살잡이에서도 규제는 있다. '정해진 식단' 내에서 편안하게 많이 먹는 것이다. 본인에게 살이 되는 식단으로 먹으면 당연히 살이 찔 것이고, 그로 인해 더욱 자멸감에 빠져 폭식하겠지만 살이 찔 수 없는 식단, 즉 살잡이 식단으로 편안하게 먹으면 그동안 억제되었던 본능을 해소할 수 있다.

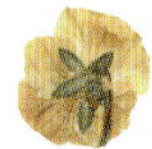 살잡이 식단을 행하는 모든 과정에서 지켜야 할 사항

저녁 약속이 있거나 육류와 해물 등이 먹고 싶을 때는 탄수화물 식품이 아닌 삼겹살이나 회, 삶은 새우나 게 등을 먹는다. 식간이 4시간 이상 벌어지도록 하며, 저녁 식사를 마친 후 4시간이 지나서 자야 한다. 점심이나 저녁에 식단이 준비되지 않는 급한 상황에서는 우유를 식사로 대신하자. 역시 양의 제한은 없다.

고기는 양념된 것을 먹지 않는다. 예를 들면 불고기, 고추장 삼겹살, 갈비찜 등 양념된 것은 먹을 수 없고 양식이나 중식 그리고 소스도 안 된다. 삼겹살, 등심, 안심, 소고기, 돼지고기 등의 구별 없이 생고기를 구어 소금이나 후추에 찍어 먹으면서 각종 생야채를 된장과 먹으면 된다(일반 쌈장은 설탕이 들어있어서 안 된다). 고기를 구울 때 가능하면 각종 버섯과 함께 구워 먹도록 한다. 닭고기는 마늘만 넣고 삶은 백숙은 고기와 국물까지 먹을 수 있지만 뱃속에 쌀, 인삼, 대추 등을 넣은 삼계탕은 고기만 먹어도 안 된다. 전기구이 통닭은 껍질까지 먹을 수 있으나 후라이드 치킨은 밀가루를 벗겨야 먹을 수 있다.

해물은 회, 구이, 삶거나 찐 것 모두 먹을 수 있으나 설탕이 들어간 고추장이나 초고추장을 먹을 수 없기에 와사비 간장을 먹어야 한다. 얼큰한 국물이 먹고 싶을 때 식당에서 파는 매운탕은 고추장, 설탕 등이 들어있어서 먹을 수 없으니 집에서 각종 매운탕거리와 야채를 준비해 고춧가루와 소금으로 간해서 먹으면 된다.

술은 안 마시는 것이 좋지만 꼭 마셔야 한다면 소주, 맥주, 위스키만 마실 수 있다. 술 약속이 있는 날은 저녁 식사를 술안주에 맞게 선택해서 저녁 겸 안주로 먹으면 된다. 예를 들면 저녁에 친구들과 소주 약속이 있다면 삼겹살을 저녁 식사로 하면서 소주를 마시면 되고, 이차로 친구들이 맥주를 마시자고 하면 호프집에 가서 마른안주와 맥주를 시키고 맥주만 마신다. 그리고 삼겹살을 먹은 후 4시간이 지난 뒤 잠자리에 들면 된다.

아침 식사를 시작한 후부터 식간을 4시간 이상으로 잡은 뒤 다음 식사를 하고 저녁 식사를 한 4시간 후, 잠자리에 들기까지 절대 잠을 자거나 졸면 안 된다. 이 원칙을 반드시 명심해야 한다. 체중은 아침에 기상했을 때와 저녁 취침 전을 비교하면 1~2kg 차이가 날 수도 있고 전날 무엇을 먹었는가와 버렸는가(배변)에 따라서 1kg 정도가 오르내릴 수 있다. 일주일에 한 번만 같은 시간에 같은 체중계에서 같은 복장으로 체크하도록 하자(아침 식전에 체크하는 것이 좋다). 체중 변화에 따라 절대 조급해하지 말아야 한다. 매일, 그것도 아침 저녁으로 체중을 체크하면 환호와 한숨이 교차하면서 조급해지거나 좌절하는 경우가 많기 때문이다.

주의해야 할 점은 설탕이 들어간 식품은 반드시 피해야 하고 식간 사이에 간식을 먹으면 안 된다는 것이다. 블랙 커피(인스턴트 커피나 원두 커피에 설탕과 프림을 넣지 않은 것)와 녹차(현미녹차는 안 됨) 등 각종 잎차를 수시로 마실 수 있다. 붓기가 없는 사람은 간식으로 마른 다시마를 먹어도 좋다. 각종 인스턴트 식품과 설탕이 들어간 음료는 절대 금해야 한다.

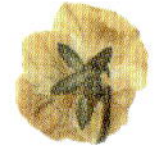 살잡이 금지 식품

살잡이의 첫 번째 **절대 금지 식품은 설탕이다.** 설탕은 삼백 식품의 하나로 성인병을 일으키는 주범이다. 삼백 식품이란 백미, 흰설탕, 흰소금을 말한다. 청량음료, 커피 등 기호 식품의 소비가 증대되고 소아들의 당질 식품 섭취가 많아 아이들이 자라면 각종 성인병에 걸릴 확률이 높다. 당질 식품을 많이 섭취하면 충치가 생기고 비만증과 혈액에 중성지방이 많아진다. 중성지방이 많아지면 동맥경화가 되기 쉽고 심장, 간장에 쌓이면 심장에 살이 찌거나 지방간이 되기도 한다. 또한 어린아이들이 이상심리에 빠져 성격과 행동이 거칠어지며 눈에 이상이 생겨 근시가 많아진다고 주장하는 학자들도 있다.

두 번째 금지 식품은 백미이다. 쌀은 많이 찧으면 찧을수록 영양가가 떨어져서 우리 몸에 부적당한 식품이 되고 만다. 그러나 현미 그대로 밥을 지어 먹으면 쌀이 지닌 천연 그대로의 영양가를 고스란히 다 섭취할 수 있다. 현미를 백미로 만드는 동안 찧는 과정에서 10% 정도 양이 깎여 없어진다. 현미에서 백미로 바뀔 때 양적 손실은 10%이나 이것을 씻으면 13.4%의 손실이 더 난다. 각종 영양분의 손실도를 살펴보면 비타민 B_1 75%, 나이아신 70%, 철 60%, 비타민 B_2 58.1%, 인 42.9%, 칼슘 33.3%, 단백질 14.6% 등이다. 백미는 소중한 효소가 모두 깎이고 없어져서 소화에 지장을 주어 음식이 흡수되지 않고, 췌장의 소화액 분비를 무리하게 촉진시켜 췌장을 항상 과로한 상태로 몰아넣는다. 이는 당뇨병이 원인이 되기 쉬우므로 백미는 금해야 할 3백 식품 중 하나다.

소금도 금해야 할 식품 중 하나이지만, 이는 많이 섭취하지 말아야 한다는 뜻이지 완전히 금해야 할 식품은 아니다. 운동을 하면서 땀을 배출하는 살잡이 다이어트는 적절한 염분 섭취가 중요하다.

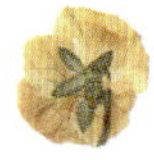

염분 부족 현상에 주의하자

살잡이에선 단순한 식단을 권한다. 즉 아침에 과일을 먹고 찌개, 김치 등을 멀리하면 자신도 모르게 염분 섭취가 현저히 줄어든다. 운동을 해서 염분이 땀으로 배출되면 평소보다 염분이 부족한 현상이 생기기도 한다. 평소에 혈압이 높았던 사람은 몸이 가벼워지면서 한 달 내에 혈압이 정상으로 내려오지만 평소에 혈압이 낮은 사람은 살잡이를 하는 동안 어지럽거나 구역질 또는 묵직한 두통이 잘 나타나는데, 방치하면 만성 두통이 되거나 쓰러질 수도 있다. 평소와 달리 어지럽거나 구역질이 나면 바로 소금을 차스푼으로 수북이 입에 넣고 물을 마시면 바로 회복된다. 며칠 방치했는데 묵직한 두통이 있을 때는 하루 세 번 이상 먹어야 한다.

인체 내 혈액이나 세포, 양수에는 약 0.9%(링거 주사액도 같은 농도)의 염분이 들어있다. 염분은 침, 소변, 담즙에도 침투하여 각각의 기능이 원활하도록 돕는 중요한 작용을 한다.

특히 체내 신진대사를 주도하는 것도 바로 소금인데, 우리 몸은 신진대사가 원활하지 못하면 혈액이 산성화되고 면역력이 약해져 병이 생기기 쉽다. 또 오래된 세포의 교체가 늦어져 피부가 거칠어져 윤기가 없고 기미, 주근깨, 여드름이 잘 생긴다. 따라서 적당한 염분 섭취는 권장할 만하다.

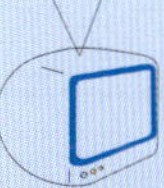

갈증을 느낄 때는 염분수가 적당

갈증을 느낄 때 물만 들이키면 오히려 더 갈증을 느끼게 될 뿐 아니라 체력도 소모돼 축 늘어지기 쉽다. 그 이유는 몸 안에 수분이 많아져서 식욕을 못 느끼고 소화액이 묽어져 소화 기능을 떨어뜨리기 때문이다. 그러면 체내 혈당치도 낮아져 자연스레 체력이 약해진 다. 이럴 때 염분수를 약간 마셔주면 신진대사를 활발하게 하고 활력을 되찾아준다.

운동선수들이 지칠 때 알칼리성 이온음료를 마시는 것도 이러한 이유이다. 또 염분은 위 장 벽에 붙은 불순물을 제거하고 장의 움직임을 도우며, 장내의 이상 발효를 방지해 장의 기능을 높인다. 이와 더불어 혈관 벽에 붙어있는 광물질을 제거해 혈관이 단단하게 굳어 지는 것을 막고 정화시켜 동맥경화와 고혈압을 예방하는 데 도움이 된다. 하지만 지나친 염분 섭취는 고혈압, 심장병, 위장 장애 등을 일으키기도 한다.

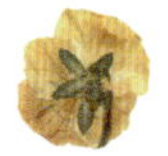

살잡이 식단 분류 방법

　　살이 빠지는 속도와 양은 몸에 지니고 있는 살에 비례하고 다이어트 경험에 반비례한다. 많은 분들이 쉽고, 빠르고, 편하게 살을 빼고자 하지만 아직 그런 방법은 세상에 존재하지 않는다. 만일 살이 저절로 빠지는 기계나 그 비슷한 것이 존재한다면 왜 음식을 절제시키겠는가? 요행이 없는 현실에서 올바른 방법은 자신에게 맞는 운동과 음식을 통해 가능하다. 자신에게 맞는 식단이란 다어어트 경험, 즉 얼마나 불규칙하게 먹어왔는가에 따라 분류된다. 정식으로 분류하자면 너무도 복잡하므로 살잡이의 기본이 되는 4가지로 분류하겠다.

● 다이어트 경험이 전혀 없는 사람
● 다이어트 경험이 조금 있는 사람
● 다이어트 경험이 매우 많은 사람
● 체중은 적게 나가면서 군살이 있는 사람(최고 체중과 최저 체중의 차이가 3kg 미만인 사람으로, 몸 치수만 줄여야 할 사람)

항상 규칙적으로 먹으면서도 살이 쪄왔거나 유지되었던 사람을 뜻한다.

⟨살잡이 식생활 이렇게 먹자!⟩

불규칙한 생활습관 탓에 자신의 의지와 상관 없이 불규칙한 식생활을 하던 사람은 다이어트 경험이 있는 쪽에 해당된다. 예를 들면 갑자기 겹치기 방송 출연으로 한동안 하루 한두 끼를 먹다가 한가해지면서 많은 양을 자주 먹는 것을 되풀이했다면 다이어트 경험이 있는 사람이다. 이 식단은 이제껏 살아오면서 덜 먹기 또는 안 먹기를 해본 경험이 없는 분들에게 해당되는 식단이다.

첫째, 일반식 백반과 각종 채소와 나물 반찬을 세 끼 먹자.

둘째, 고기나 해물이 들어가지 않은 국과 찌개를 먹자.

셋째, 양은 편안한 맘으로 배부르게 먹고 나서 거북하지 않은 정도이다.

사람마다 양의 차이가 있는데 두 그릇이 적정량인 사람에게 반 공기만 먹게 한다면 초반에 빨리 감량하겠지만 이는 폭식으로 가는 지름길이 된다.

예전 식생활 습관을 바꾸는 것이 매우 중요하다. 먼저 자신이 가공 식품을 얼마나 먹고 있는지 여부와 단음식은 얼마나 좋아하는지, 외식이나 회식을 얼마나 자주 하는지 등을 체크한다. 이후에는 자신의 식생활 습관을 바꾸는 연습을 시작한다. 다음 항목들을 늘 염두에 두면서 식사를 하자.

식사를 할 때 천천히 20번 이상 꼭꼭 씹은 뒤 삼킨다.

- 먹으면서 정말 배가 고픈지, 억지로 먹고 있는지, 습관적으로 먹고 있지 않은지 스스로 느끼면서 먹는다.

- 식사를 한 뒤에 곧바로 이를 닦는다.

- 되도록 달콤하고 맛있는 간식들을 눈에 띄지 않도록 한다.

- 자신의 식단을 매일매일 일기 쓰듯 적는다.

- 음식의 유혹을 이기지 못한 때가 언제, 어떤 이유 때문이었는지 한 번 정도 꼭 체크해두자.

2~3일 정도 다이어트를 하다 마는 과정을 되풀이했거나 한 달 정도 다이어트를 한두 번 정도 한 사람에 해당된다.

<살잡이 식생활 이렇게 먹자!>

2주 동안 아침에 감자즙을 만들어 먹어야 한다. 감자즙을 만드는 방법은 다음과 같다. 먼저 주먹만한 생감자를 3개 정도 준비하여 깨끗이 씻는다. 껍질째 강판이나 믹서에 갈아서 꼭 짠 맑은 물(1컵 정도)을 마신다. 나머지 건더기는 프라이팬에 기름 없이 얇게 펴서 약한 불로 바삭바삭하게 구워 먹는다. 이때 주의할 점은 싹이 나는 눈은 꼭 파내야 한다. 햇볕을 쬔 푸른색을 띠는 감자도 피해야 한다. 2주가 지난 후부터 채소와 과일(딸기, 수박, 참외, 토마토)을 아침 식사로 먹어야 한다. 단, 수입 과일은 안 된다.

점심은 삶은 감자와 삶은 옥수수 중 하나를 선택해서 먹을 수 있다. 감자는 삶아서 소금에 찍어 먹으면 되고 옥수수는 소금을 넣어 삶아 먹으면 된다. 양은 본인이 배부르다고 느낄 정도이다. 예를 들면 옥수수 3개를 먹었는데 배가 덜 찬 듯 싶으면 한 개를 더 먹는다. 먹다가 반을 먹었을 때 배가 부르다고 느끼면 남은 반을 아까워 말고 남겨두자. 당신의 양은 옥수수 3개 반이 되는 것이다.

저녁은 일반식을 먹자. 일반식 백반을 먹을 때에는 각종 채소와 나물 반찬이 포함되게 세 끼를 먹어야 한다. 고기나 해물이 들어가지 않은 국과 찌개를 먹자. 약속이 있거나 육류나 해물 등이 먹고 싶을 때는 탄수화물 식품을 배제하고 삼겹살, 닭고기 또는 회 그리고 새우나 게 등은 익힌 것을 먹으면서 식간이 4시간 이상 벌어지게 하고 저녁 식사를 마친 후 4시간이 지나서 취침해야 한다. 점심이나 저녁에 식단이 준비되지 않는 급한 상황에서는 우유를 식사로 대신하자. 역시 양의 제한은 없다.

주의해야 할 점은 예전의 다이어트 경험을 통해 자신도 모르는 사이에 폭식인자가 심어져 있거나 폭식 습관이 서서히 생길 단계이므로 식사량을 줄여야 한다는 강박관념없이 편안한 양을 먹어야 한다. 식사를 한 후 자신이 많이 먹었다고 불안해하거나 후회하는 일이 없어야 좋다. 편안하게 먹으면서 맛있게 먹으려고 하지 말고 단조롭게 먹는 습관을 들여야 한다. 김치는 입맛을 살려주고 소화 흡수를 높여 주니, 금해야 한다.

한 가지 다이어트 방법을 6개월 이상 실행한 사람도 해당된다.

<살잡이 식생활 이렇게 먹자!>

아침에는 우리나라 과일을 먹는다. 하루 한 가지만 가능하다. 역시 양은 편안하고 배부를 정도이다. 점심에는 잡곡밥이나 옥수수를 먹자. 잡곡밥은 현미찹쌀이 주가 되고 보리와 콩을 첨가하는 정도로 밥을 짓고 얼굴에 트러블이 많은 사람은 율무를 넣는다. 반찬은 각종 야채(풋고추, 당근, 상추, 깻잎, 양배추 등)를 살잡이 쌈장(된장에 파, 마늘, 양파를 다져넣고 고춧가루를 식성에 맞게 넣어 비빈 것)에 찍어 먹는다. 옥수수는 겨울에도 인터넷을 통해 구입할 수 있다.

저녁에는 잡곡밥이나 양념하지 않은 고기 종류(삼겹살, 목살 등 돼지고기나 소고기), 또는 양념하지 않은 가금류(마늘만 넣고 삶은 백숙, 전기구이, 껍질 벗긴 후라이드 치킨 등), 그리고 해물(굴, 멍게, 해삼 등 회 종류, 기름 없이 구운 생선, 게, 새우, 오징어 등을 삶은 것) 중에서 한 가지만 먹고 역시 식간을 철저히 지켜야 한다.

술 마시는 법과 식간은 전과 동일하다. 역시 급한 상황에서는 우유로 대신할 수 있다. 점심에 회식이 있거나 결혼식장에 가게 되면 저녁 식단 중 하나인 생선 종류를 먹거나 양념하지 않은 고기 종류를 먹을 수 있다.

이 단계에 해당되는 사람은 거의 모두가 스트레스를 받으면 많이 먹거나, 먹고 나서 후회하는 습관을 되풀이하는 폭식 습관을 지니고 있기에 더욱더 식사량에 대해 편안한 마음을 가져야 한다.

설탕이 들어간 음식 등 각종 인스턴트 식품들이 자신의 건강과 몸매를 망치는 독극물이라는 사실을 자주 떠올리며 '나는 안 될 거야' 라는 부정적인 암시에서 벗어나자. '그래, 단지 습관을 잘못 들인 것인데 나도 틀림없이 선배들처럼 잘못된 습관에서 벗어나 멋진 몸으로 변신해서 새로운 인생을 맞이하게 될 거야' 라는 공상을 즐겨야 한다. 맛있게 만들려는 생각을 버리고 단조롭게 조리하려는 노력이 꼭 필요하다. 김치는 절대 금물!

❹ 체중은 적게 나가면서 군살이 있는 사람

최고 체중과 최저 체중의 차이가 3kg 미만인 경우, 몸의 치수만 줄여야 할 사람이다.

<살잡이 식생활 이렇게 먹자!>

기본적인 식사법은 살잡이 기본 식생활과 같다. 다만 많은 양을 감량하려는 것이 아니라 단지 필요없는 살들을 제거하고 싶어 하는 경우이기 때문에 식사법보다는 운동법에 초점을 맞춘다. 단기간이 아니라 오랫동안 꾸준히 살 빼기를 진행해야 한다. 즉 평소에 살잡이에서 말하고 있는 기본 식사법을 지키면서 살잡이 운동을 따르면 된다.

30kg 이상 감량하는 사람이 100일 만에 해결되는 것을 보고 자기는 3kg 정도만 감량할 것이니 10일 정도면 될 것이라고 생각하기 쉽다. 하지만 진정한 살 빼기는 100일 동안 진행하면서 해결해야 한다. 체중만 줄이려면 일주일만 굶어도 5kg 정도는 가볍게 끌어내릴 수 있다. 그러나 허리에 비례한다는 목 치수는 1cm도 줄일 수 없다. 치수만 조금 줄이고 싶은 사람들은 살잡이 걷기와 체조를 철저히 하면 원하는 몸을 만들 수 있다.

여기서 주의할 점은 적은 양을 빼더라도 시간을 두고 몸을 철저하게 살잡이 식단에 맞게 바꾸는 동안 오히려 음식에 대한 유혹이 강해질 수 있다는 것이다. 이 정도 금지 식품은 내 맘껏 먹어도 금방 다시 뺄 수 있다거나 혹은 음식만 조절하면 몇 킬로그램을 금방 뺄 수 있다는 생각이 들기 시작하면 원하는 목표를 달성하기 힘들어진다.

살을 조금만 빼려는 사람일수록 명심하자. 아주 적은 양이라도 체계적으로 음식과 운동의 균형을 맞추지 않으면 안 된다. 심각할 정도로 불편을 느끼지 않고, 의지도 강한 편이 아니기 때문에 오히려 잘못된 식습관이 되풀이될 수 있다. 영원히 풀지 못하는 숙제를 반복하는 바보 같은 다이어트를 할 가능성도 크다. 원하는 몸을 만들기 가장 어려운 유형이 바로 이 경우라는 것을 명심하고, 꾸준히 올바른 식습관을 만들어 가야 할 것이다.

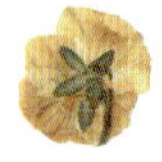

몸에 좋은 살잡이 다이어트 식품 들여다보기!

❶ 건강에도 좋은 살잡이 권장 식단 각종 곡류

살잡이에서는 백미를 멀리하고, 현미찹쌀을 주로 하여 보리, 콩 등 각종 잡곡을 첨가해 섭취하도록 정하고 있다. 현미와 도정하지 않은 각종 잡곡을 섞어 지은 잡곡밥이 건강에 훨씬 좋다. 잡곡밥은 비만 해소뿐만 아니라 당뇨병 예방, 섬유질 공급, 변비 해소와 고혈압 예방, 대장암 예방 등에도 효과가 있다.

현미찹쌀

현미찹쌀은 일반찹쌀에서 겉껍질을 덜 벗긴 찹쌀을 말한다. 일반찹쌀에 비해 녹말이 있어 소화가 더디지만 위장운동을 활발하게 한다. 현미의 쌀겨층에 들어있는 식물성 섬유는 배변을 도와주는 효과가 있다. 현미에 비해 찰지기 때문에 현미처럼 흐트러지지 않고 맛도 좋다.

효 능

성인병을 예방하거나 살을 빼기 위해 현미와 잡곡밥을 먹는 사람들이 점점 늘어나고 있다. 그런데 많은 사람들이 건강을 위해서 여러 잡곡을 섞어 먹는 노력은 많이 하지만 실제로 노력한 만큼 효과를 얻지는 못하는 것 같다. 소화 기능이 약한 사람들이 성인병을 예방하고 비만을 치료하기 위해 필요한 밥 종류가 바로 현미찹쌀밥이다.

옛날에는 현미가 뻣뻣하고 맛이 없다 하여 백미에 밀려 즐겨찾지 않았으나 생활이 부유해지면서 오히려 현미가 건강식이라는 생각이 널리 퍼졌다. 현미는 벼의 겉껍질만 제거한 것으로 미네랄과 비타민이 풍부해서 고혈압, 당뇨, 동맥경화, 간장병 등이 있는 사람들이 많이 선호한다. 겨층과 배아가 50% 제거되면 5분도, 70% 제거되면 7분도라고 하며, 백미와 비교하면 맛은 덜하지만 현미는 씹는 맛이 있다. 성인병도 예방하고 살을 빼려고 할 때 좋은 곡류이다. 소화 기능이 강한 사람에게는 좋으나 소화 기능이 약한 경우에는 잘 씹어 먹는 것이 좋다.

찹쌀은 성질이 따뜻하고 맛은 달고 멥쌀보다 찰진 성질이 있어서 소화가 잘 되고, 소화 기능이 약하거나 몸이 찬 사람이 먹으면 성인병이나 비만을 예방하는 데 효과적이다. 따라서 현미찹쌀밥은 소화 기능이 약하고 고혈압, 당뇨병, 동맥경화, 심장 질환, 비만증 등이 있는 경우에 먹으면 성인병을 예방한다.

콩

일찍이 콩은 오곡 중 하나로 꼽혀왔으며 녹말 식품인 쌀을 주식으로 하는 우리에게 쌀에 부족한 단백질과 지방질을 보완하는 식품이다.

쌀에는 단백질이 8% 정도만 들어있을 뿐이며 특히 라이신(lysine)이라고 하는 필수아미노산 함량이 낮아서 콩을 먹으면 이 라이신의 부족분을 채울 수 있고, 영양면에서 균형을 유지할 수 있다. 이미 알려진 것처럼 콩에는 단백질이 40%, 지방질(기름)이 20% 정도나 들어있으며 녹말은 1% 이하이다. 이처럼 성분으로 볼 때 콩은 곡식이라기보다 고기에 더 가까워 흔히 콩을 '밭에서 나는 고기'에 비유한다. 더욱이 콩기름은 86%가 '불포화지방산'이라고 하는 질이 좋은 성분으로 이루어져 있다. 이 콩기름은 혈중 콜레스테롤 함량을 저하시킨다는 사실도 입증되었다. 게다가 콩 단백질도 우리 몸에 해로운 악성 콜레스테롤을 감소시키는 독특한 자용을 하는 것으로 밝혀졌다.

또 콩은 마늘에 이어 두 번째로 효력이 있는 항암 식품으로 알려져 있다. 폐암 억제에 효과가 우수하다고 밝혀진 콩이 유방암, 난소암, 대장암 등의 발생도 막아주고 감소시킨다는 최근 보고는 주목할 만하다. 미국 영양학자들이 인간이 먹는 수많은 식품 중에서 대표적인 6가지 건강 식품을 제시한 일이 있는데, 첫째가 콩이고 그 외에 마늘, 파슬리, 브로콜리, 자몽 그리고 아마씨앗 등이 있다.

옥수수

옥수수는 소화율이나 칼로리가 쌀이나 보리에 뒤떨

어지지 않지만 단백질이 적어서 콩과 섞어 먹거나 유럽처럼 우유, 고기, 달걀 등과 함께 먹는 것이 좋다.

효 능

옥수수는 더운 여름과 초가을에 즐겨 먹는 간식으로 인기가 높다. 요즘은 사시사철 찐 옥수수를 길에서 볼 수 있을 만큼 친숙한 먹거리가 되었다. 인터넷을 통해 구입하면 언제든지 구입할 수 있다.

옥수수는 한의학적으로 신장 기능이 약해서 몸이 붓는 병에 많이 사용하였다. 『본초강목(本草綱目)』에 보면 '옥수수는 속을 고르게 하고 위장을 돕는다'고 하였고 '옥수수 뿌리와 잎은 소변을 잘 보지 못할 때 다려 마신다'고 하였다.

옥수수를 몸이 붓는 병에 쓸 때는 주로 옥수수수염을 사용하였다. 옥수수수염은 강한 이뇨 작용을 하는데 그 효과가 좋고, 간 기능이 안 좋아 복수가 차는 경우에도 좋다. 수술 후에 붓기를 빼는 데도 옥수수수염차가 효과적이다.

혈액 순환이 안 될 때 먹어도 좋다. 게다가 변비까지 예방되어 다이어트에도 좋다. 그리고 옥수수와 단술을 섞어 끓인 물을 마시면 온몸에 간지러움이 그치지 않는 알레르기에 좋다. 1981년 루이지애나 주립대학 메디컬센터의 커레허(Korerha) 박사는 결장암, 유방암, 전립선암으로 인한 사망률과 옥수수, 콩, 쌀 등을 먹은 사람간에는 역학 관계가 있다는 것을 밝혔다.

감 자

감자의 주성분은 녹말이며, 철분, 칼륨, 마그네슘 같은 중요한 무기질과 비타민 C, 비타민 B 등을 다량 함유하고 있는 건강 식품이다.

효 능

감자의 단백질은 모든 아미노산을 골고루 함유하고 있으며 일반적인 식물성 단백질과 달리 필수아미노산인 라이신을 다량 함유하고 있다. 감자는 긴장을 억제해주는 칼륨을 특히 많이 함유하고 있으며 마그네슘도 많다. 감자에는 경련을 가라앉히는 작용이 약간 있으며 암을 억제하는 글로로겐산이 풍부하게 들어있어서 항암 식품 중 하나이다. 그러나 감자에는 솔라닌이라는 독소가 있다. 이 성분은 식중독을 일으키기도 하므로 솔라닌이 많은 감자 싹이나 햇볕에 노출되어 녹색으로 변한 부분은 잘라내고 먹어야 한다.

감자는 영양가가 높은 식품이어서 감자를 주식으로 하는 지역 사람들은 장수하고, 영양 결핍자도 드물다고 한다. 감자는 위에도 좋은 영향을 미치는데, 민간요법에서도 위염, 위십이지장 궤양으로 고생하는 사람이나 어린이의 소화불량에 감자를 권한다. 어린이 소화불량에는 삶은 감자를 으깨어 물을 부어 물이 반 정도로 줄 때까지 끓인 후 마시게 한다. 유아의 경우에는 어머니가 먹고 나서 젖을 먹여도 효과가 있다.

감자는 대표적인 알칼리성 식품 중 하나로 특히 칼륨이 많이 들어있다. 칼륨이 부족하면 췌장 기능이 저하되어 인슐린 분비가 부족하게 되고, 근육에서의 포도당 저장률이 저하되어 혈중 혈당이 올라간다. 그래서 당뇨병에 걸리기 쉬운 체질이 될 수 있다. 또 칼륨은 세포를 구성하는 기본 물질이기 때문에 부족할 경우 심장, 장기, 팔다리의 근육이 무력해지고 스트레스에 대한 저항력도 약해진다. 이때 감자를 잘 섭취하면 칼륨 부족으로 생길 수 있는 질병을 예방하고 치료하며 영양 공급도 함께 할 수 있어 일석이조의 효과를 얻을 수 있다.

❷ 먹어도 먹어도 살찌지 않는 살잡이 권장 식단, 각종 야채

모든 녹황색 야채는 변비를 예방하며 비타민 C가 풍부하다. 생야채를 반찬으로 섭취하는 것이 살잡이에서 권장하는 야채 섭취 방법이다. 또한 녹황색 야채는 식생활에서 부족하기 쉬운 칼슘과 칼륨 같은 무기질도 많아 육류와 곡류 같은 산성 식품을 중화하는 역할도 한다.

오 이

오이에는 비타민 C가 듬뿍 들어있다. 음식물은 소화시키고 영양소를 잘 흡수하도록 도와주며 장 내부를 깨끗하게 씻어준다. 또한 햇볕에 탄 피부를 진정시켜주는 역할도 한다.

당 근

비타민 A가 많아 눈을 맑게 해주는 주황색 뿌리 채소! 섬유질이 듬뿍 들어있어 변비나 거친 피부에도 좋다.

양배추

여러 가지 비타민과 칼슘이 많은 식품! 특히 비타민 C가 많아 양배추 220g을 먹으면 하루에 필요한 비타민 C를 섭취할 수 있을 정도다. 양배추의 녹색 부분에는 특히 비타민 A, 비타민 B군이 많이 들어있다고 한다. 또한 단백질을 구성하는 성분도 들어있어 어린이에게 더욱 좋은 야채다.

호 박

비타민과 수분이 많고, 소화가 잘 되는 채소 중 하나다. 호박은 씨와 잎도 먹을 수 있다. 호박씨에는 단백질과 지방이 들어있고, 호박잎에는 비타민 A가 많아 더욱 좋다.

시금치

우리 몸을 튼튼하게 해수기로 유명한 시금치! 뼈를 튼튼히 해주는 칼슘, 비타민 A와 C, 칼륨 등 여러 영양소가 다른 야채들에 비해 많이 들어있다. 또 빈혈을 예방해주는 철분도 많이 들어있다.

깻 잎

　　철분이 많기로 유명한 시금치보다도 2배 이상 많은 철분을 가진 야채가 바로 깻잎이다. 독특한 향의 깻잎은 칼슘, 비타민 A, 비타민 C가 풍부하게 들어있는 녹색 채소다. 고기를 먹을 때 깻잎에 쌈을 싸 먹으면 고기에 부족한 영양소를 보충해주고 소화가 더 잘 되게 도와준다.

부 추

　　부추는 성질이 약간 따뜻하고 맛은 시고, 맵고, 떫으며 독이 없다. 날것으로 먹으면 아픔을 멎게 하고 독을 풀어주며, 익혀 먹으면 위장을 튼튼하게 해준다. 부추에는 몸을 따뜻하게 하고 피를 맑게 하는 효과도 있다.

❸ 살잡이 건강식 생생 과일 즐기기

　　예로부터 아침에 먹는 과일은 금과, 점심 과일은 은과, 저녁 과일은 동과, 밤에 먹는 과일은 납과라고 하여 아침에 먹는 과일을 좋다고 여겼다. 아침에 식사를 건너뛰는 일 없이 비타민과 섬유질이 풍부한 과일을 먹으면 장운동이 활발해지기 때문에 변비도 해소되고 바쁜 아침 시간도 절약할 수 있다.

배

『본초강목』, 『한방집약서』 등 고의학서적에 따르면 배는 위궤양, 변비에 좋고 이뇨 작용 촉진에 효과가 있으며 담, 해열, 기침 등에도 효과가 있다. 권태, 근육통, 두통, 어린아이 기침이나 백일해에도 좋다. 간장활동을 촉진하고 체내 알코올 성분을 초기에 분해하여 주독을 풀어주고 갈증을 해소해준다. 강알칼리성 식품으로 혈액을 중성으로 유지시켜 성인병 예방, 건강 유지에 큰 효과가 있다.

사 과

미국에는 '하루에 사과 한 개를 먹으면 의사가 필요 없다' 는 말이 있다. 그만큼 사과는 비타민과 미네랄이 풍부해서 건강을 유지하는 데 없어서는 안 될 과일이다. 특히 칼슘이 110mg이나 들어 있으며 체내의 염분을 체외로 배출시키는 작용을 하여 고혈압에도 좋다. 사과의 유기산은 위액 분비를 왕성히게 히여 소화를 도와주며 철분의 흡수도 높여

준다.

스트레스로 인한 긴장을 완화시키는 진정 작용도 뛰어나다. 사과는 장미과에 속하는 강장 식품으로, 구연산과 주석산 등이 풍부하게 포함되어 있어 몸 안에 쌓인 피로 물질을 제거하는 구실을 한다. 여성들의 피부 미용에도 좋다. 또한 사과의 펙틴은 고혈압, 동맥경화, 비만에 좋으며 사과 섬유소는 혈중 인슐린을 통제, 혈당치 변동을 예방하여 당뇨병 환자에게 좋다.

토마토

토마토는 야채 중에서 특히 비타민 C의 함유량이 많다. 그리고 이 비타민 C는 고혈압을 예방한다. 매일 아침 공복시 신선한 토마토를 1~2개씩 2주 정도 계속 먹으면 서서히 그 효과를 볼 수 있다. 또한 비타민 C는 흡연자, 만성치은염 보유자에게 좋다. 스페인의 정복자들이 1520년 중남미에서 서식하던 야생 방울토마토를 유럽에 전하자 유럽의 괴혈병 환자가 줄어든 사실은 유명하다.

- 토마토에는 비타민 A, B, C 등과 칼륨, 칼슘 등의 미네랄이 함유되어 있다. 이들 비타민에는 노화를 방지하는 성분이 들어있어 몸을 젊게 해주고 골다공증을 예방하며 노인성 치매 예방에도 특효가 있다.
- 토마토는 변비를 해소시켜 탄력 있고 고운 피부를 가꾸는 데 한몫을 한다.
- 토마토는 체내 수분양을 조정해 과식을 억제시키고 소화를 촉진시켜 위장, 췌장, 간장 등의 작용을 활발하게 해준다.

● 토마토에 들어있는 식이섬유는 변비를 없애준다. 즉 대장 작용을 좋게
  해 혈액 중의 콜레스테롤수치를 낮추고 비만 예방에 효과가 있다. 그
  때문에 토마토를 장시간 섭취하면 피부가 깨끗해지고 탄력 있어진다.

수 박

수박은 천연 이뇨제라고 해도 과언이 아닐 만큼 부종에 효과가 있다. 소변 배설을 촉진하는 아미노산의 일종인 시트룰린이 많이 들어있어 신장이 나빠 몸이 많이 붓는 증상이 있는 사람들에게 더할 나위 없이 좋은 치료제이다. 보통 부종 환자들이 물을 많이 먹으면 붓는 증세가 더욱 심해진다고 한다. 그러나 수박은 물과 달리 섭취한 수분 함량보다 훨씬 많은 양의 수분을 배출시키는 작용을 한다. 이런 수박의 약효를 극대화하려면 공복에 먹는 것이 좋다. 또한 수박의 단맛을 내는 과당과 포도당은 체내 흡수율이 높아 피로를 풀어줄 뿐만 아니라 신경 안정과 숙취 해소, 해열 및 해독, 혈압을 떨어뜨리는 데 도움이 된다. 그 밖에 수박의 효능은 여름철 땀띠에도 발휘된다. 수박 껍질 안쪽으로 문질러주면 땀띠가 사라진다. 만약 수박을 많이 먹어 배가 더부룩하고 배탈이 났다면 소금이나 죽염을 먹으면 낫는다.

딸 기

딸기에 많은 비타민 C는 기능이 다양하다. 비타민 C가 부족하면 치아와 잇몸이 나빠지고 혈관도 파괴되기 쉬우며, 상처의 치유도 늦어져서 균에 감염되기 쉽다. 비타민 C는 비타민 E와 더불어 혈관벽의 세포막을 이루는 불포화지방산 성분이 손상되는 것을 막아준다. 최근 연구 발표에 따르면 딸기에는 신경통이나 관절염 치료, 즉 소염과 진통 작용이 있는 물질이 다량 함유되어 있다고 밝혀졌다.

참 외

참외 성분 중 쿠쿨비타산은 동물실험 결과 항암 작용이 있다고 증명되었다. 따라서 참외를 많이 먹으면 암세포 확산을 방지할 수 있다. 한방에서는 참외에 진해, 거담 작용을 하는 성분이 있고 완화 작용도 하므로, 변비에도 도움을 주며 풍담, 황달, 수종, 이뇨 등에도 효과가 있다고 전해진다.

『본초서(本草書)』에 참외는 성(性)이 차고 맛이 달며 독이 없어서 갈증을 멎게 하고 번열(몸에 열이 몹시 나고 가슴속이 답답하여 괴로운 증상)을 없애며 소변이 잘 통하고 입과 코의 부스럼을 잘 다스린다고 기록되어 있다.

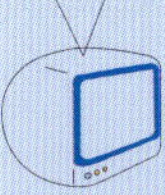

살잡이는 인스턴트 식품을 독극물이라고 표현하며 멀리한다. 각종 인스턴트 식품은 주변에서 손쉽게 구해 간편하게 먹을 수 있어 그 맛에 길들여져 가고 있다. 성인병의 주범이며 살 빼기에 가장 큰 적군인 설탕이 많이 들어있기도 하지만 각종 색소, 방부제, 카페인 등도 들어있어 인스턴트 식품을 장기간 복용하면 몸에 이상이 온다.

살잡이를 해서 100일 동안 식습관을 교정한 후 독극물을 조심스럽게 맛 볼 때, 예민한 사람은 자연 식품에서 맛 볼 수 없는 화학 물질 특유의 맛을 찾아내기도 한다. 지나친 단맛이 역겹기까지 하며 인스턴트 식품이 아닌 자연 식품의 맛을 즐기게 된다. 오랫동안 즐기던 독극물(인스턴트 식품) 때문에 생겼던 이상체질(아토피 피부염, 알레르기 등)이 순화되기도 한다. 살잡이 운동을 병행하는 동안 고혈압과 당뇨 수치가 떨어지는 일도 종종 있다.

❹ 다이어트 할 때도 필요한 살잡이 영양 식품 고기류

고기류는 양념이 가미되지 않은 상태에서 소금 간만 해 먹는 것이 가장 좋다. 특히 살잡이 다이어트 과정 중에는 소고기보다 돼지고기를 권한다. 100일 프로그램 기간 동안 고기를 먹을 때는 육류와 어류가 섞이지 않도록 조리해 먹어야 한다.

돼지고기(삼겹살) 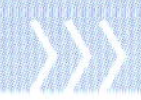

일반적으로는 돼지는 비계에 지방이 많아 살이 찌는

식품으로 알려져 있지만, 살잡이에서는 자주 이용되는 식품 중 하나이다. 돼지고기는 필수아미노산이 풍부한 단백질원일 뿐 아니라 비타민 B_1, 니아신, 비타민 B_{12}, 철, 아연 등이 풍부하다. 특히 비타민 B_1과 미네랄의 경우 소고기보다 더 많다. 삼겹살의 경우 44%가 지방이다. 이 지방은 칼로리가 높은 에너지원이기도 하지만 비타민 A, D, E, K 등 지용성비타민을 운반하는 역할도 한다.

또한 지방 중 불포화지방산은 폐에 쌓인 공해 물질, 특히 탄산가스를 중화시켜 준다. 진폐증에 걸리기 쉬운 작업장에서 일하는 사람들이 습관적으로 돼지고기를 안주 삼아 소주를 마시는 것도 그 때문이다. 황사 현상을 겪는 중국 사람들이 미세한 먼지 공해 속에서 건강을 유지할 수 있었던 비결도 돼지고기를 즐겨 먹는 식생활과 관계가 깊다.

지방 성분 중 포화지방산은 동맥경화나 고지혈증을 일으킨다고 알려져 있다. 그러나 최근 포화지방산의 일종인 스테아린산이 혈액 중에서 콜레스테롤이 필요 이상으로 증가하지 못하게 만드는 물질인 HDL(High density lipoprotein)을 증가시키는 작용을 한다는 것이 확인되었다. 또한 돼지고기의 지방 속에는 콜레스테롤을 저하시킨다고 알려진 오레인산이 함유되어 있기도 하다.

게(갑각류)

게, 새우는 살잡이가 적극 추천하는 해물 식단이다. 게는 지방이 적고 단백질이 많아서 소화가 잘 되고 담백하다. 게의 단백질은 로이신, 아르기닌 등 필수아미노산이 많아 성장기 어린이에게 좋고 소화가 잘 되어 병의 회복기에 있는 사람이나 허약 체질, 노약자에게 매우 좋은 식품이다. 뿐만 아니라 저지방 고단백 식사를 해야 하는 비만증, 고혈압, 간장병 환자에게 좋다. 게는 간장과 심장을 강화시키는 타우린이 많은 경우 450㎎까지 들어있어 성인병 예방에 유용하다.

민간요법에서는 민물게에 고추와 소금을 넣어 3개월 정도 냉장한 게장을 간장병 치료에 사용하고 있다. 게는 콜레스테롤이 많아서 혈중 콜레스테롤 수치가 높거나 순환기계 질환이 있는 사람은 조개류와 갑각류(게, 새우 등)를 먹지 말아야 한다.

그러나 또 한편에서는 이런 조개류와 갑각류에 들어있는 것은 콜레스테롤이 아니라 다른 종류의 스테롤이며 이것은 혈중 콜레스테롤수치를 오히려 낮춘다고 한다. 동맥경화의 원인이 되는 해로운 LDL(Low density lipoprotein) 콜레스테롤을 낮춰주고 심혈관 질환이나 동맥경화를 예방하고 심장 건강의 지표가 되는 HDL(High density lipoprotein) 콜레스테롤의 비율을 높여순다는 연구 보고도 있다.

갑각류, 조개류는 예전부터 머리가 좋아지는 음식으로 알려져 있다. 이들의 단백질은 지방 등 다른 물질과 결합되어 있지 않은 순수한 단백질이다. 이 단백질은 신속하게 뇌로 전달되어 기분이 좋아지고 정신적 에너지를 충만하게 하는 신경전달 물질의 원료가 되는 티로신을 다량 공급해준다.

게의 글루타민산을 비롯하여 글리신, 알기닌, 구아닌산 등의 아미노산

성분은 게 특유의 향과 맛을 낸다. 게는 기름을 사용하지 않고 찌거나 굽거나 조려 먹어 저지방 식품의 장점을 살리도록 하자.

굴

심장병의 명약, 부작용 없는 미용식 등으로 주목을 받아온 굴! 굴을 먹으면 더 오래 사랑할 수 있다고 생각한 서양인들은 굴을 정력제로 즐겨 먹었다. 굴에 들어있는 글리코겐은 에너지의 원천으로 알려져 있으며, 굴에 함유된 아연은 성호르몬 활성화에 중요한 역할을 하는 영양소이기 때문이다. 굴살은 매우 드물게 단백질 함량이 매우 높은 식품 중 하나이다. 굴 단백질은 8가지의 필수아미노산과 기타 10종의 아미노산이 있어 총 18종의 아미노산으로 구성되어 있는 매우 질이 우수한 단백질이다.

● 어린이를 위한 영양 식품 : 굴에 들어있는 영양소인 타우린, 아연은 성장기 어린이의 발육과 학습 능력 향상에 효과가 크며, 소화 흡수가 뛰어나 성장기 어린이를 위한 최고의 영양 식품이다.

● 남자를 위한 정력 식품 : 굴에 들어있는 글리코겐은 췌장에 부담을 주지 않는 에너지원이다. 아연은 성호르몬을 활성화시키는 강장제로, 고대 로마 황제들도 힘의 원천으로 삼기 위해 굴을 먹었다고 한다.

● 여자를 위한 미용 식품 : 굴 중의 칼슘, 비타민 A, B 등은 시신경을 안정

시켜 피로와 스트레스를 줄여주고 변비를 막는다. 피부를 곱게 하는 작
용도 하여 여자들에게 훌륭한 건강 미용 식품이 된다.

● 성인병 예방 식품 : 굴에 들어있는 DHF, EPA, 아연, 비타민 A, B, C 등
은 고혈압, 뇌졸중 등 성인병 예방 효과가 있다. 특히 아연은 인슐린 분
비를 촉진하고, 칼슘은 골다공증을 예방해준다.

버리기가 잘 안 될 땐 저녁 식사로 굴을!
굴은 소화 흡수가 매우 잘 되어 장에 부담을 주지 않는 식품이다. 따라서 변비를 막고 피
부를 깨끗하게 만들어주는 최고의 미용식이다.

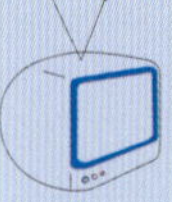

다이어트에 도움을 주는 차차차!

율무차

예로부터 율무는 팔, 다리의 마비를 치료하고 피로회복, 자양강장을 돕우는 식품으로 알려져 왔다. 기미나 주근깨에도 효능이 좋아 미용식으로 애용되기도 했다. 근육경련, 척추 디스크질환, 이뇨작용, 진통작용, 신진대사작용, 비만에 효과가 있으며, 힘이 없을 때 기력을 돋우어주는 식품이다.

특히, 몸이 붓고 천식 증상이 심할 때 부종을 제거시키는 치료제 구실을 한다. 소염작용과 함께 농을 밖으로 배출시키는 배뇨작용 또는 이물질, 노폐물을 배출시키는 데 뛰어난 약리효과가 있다. 암 환자는 상용할 것을 권하며 암이 없다 하더라도 율무차를 장기복용하면 암을 예방할 수 있다고 전한다.

녹차

녹차에는 카페인, 아미노산, 비타민, 무기질 등이 들어있다. 기름기 많은 식사를 많이 하는 중국 사람들이 날씬한 이유가 지방을 분해해주는 효과가 있는 녹차 때문이라는 말이 나오고부터 녹차에 대한 관심이 높아졌다. 실제로 실험용 쥐에게 사료에다 녹차 잎을 섞어서 사육했더니 그렇지 않은 쥐보다 체지방률이 적었다는 연구 결과가 보고되자 녹차에 대한 관심은 더욱 커졌다. 하지만 위 실험은 인간 부피에 비해 훨씬 작은 쥐를 대상으로 한 실험이기 때문에 인간에게 똑같이 적용하기는 어렵다.

한방에서는 녹차가 별다른 해를 주지 않기 때문에, 마신다고 해서 특별히 나쁠 것은 없다고 얘기한다. 그러나 녹차만으로 뚜렷한 다이어트 효과를 기대할 수 있는 것은 아니다.

요리조리 따라해보는

살잡이 추천 음식!

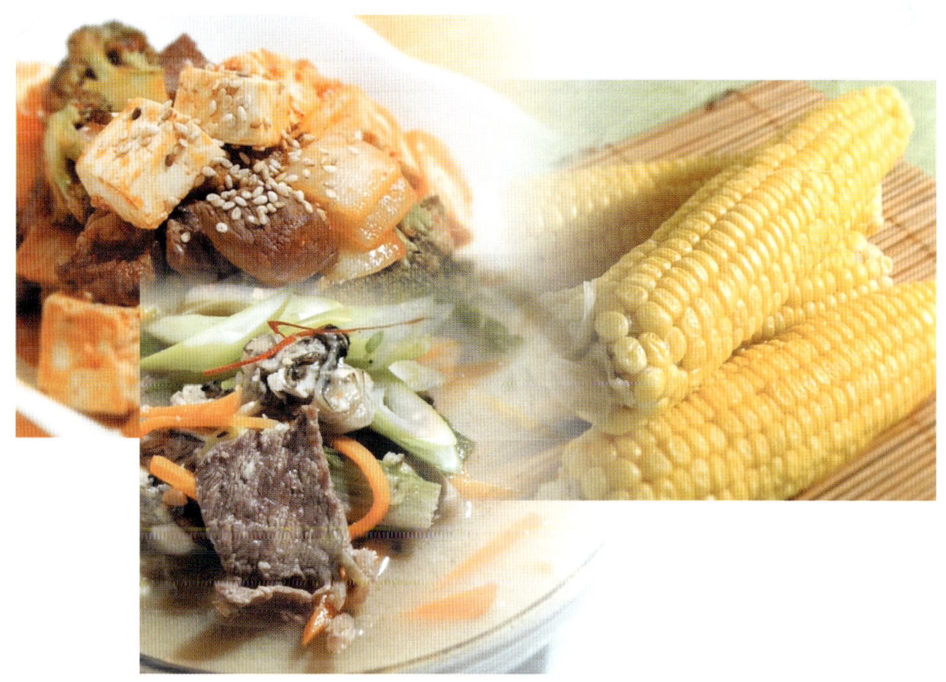

✚ 다음에 소개되는 요리는 살잡이 추천 음식과 살잡이 졸업자 식단으로 나누어져 있습니다.

현미찹쌀밥

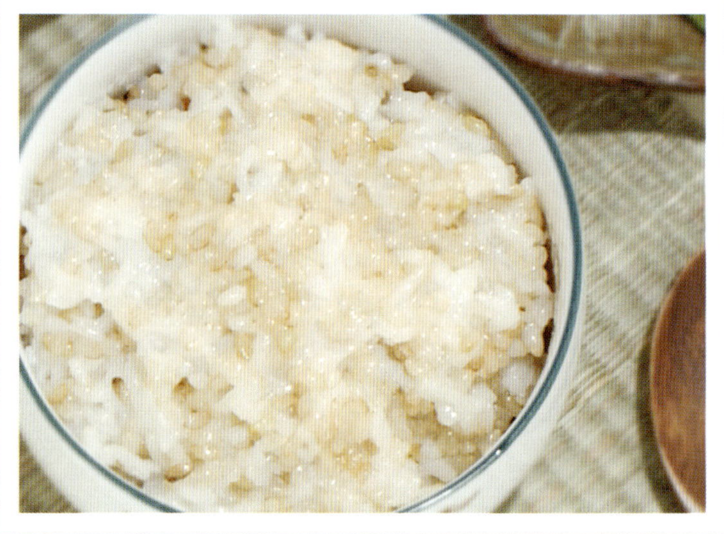

재료 미리 준비하기(4인분)

주재료: 쌀 3컵, 현미찹쌀 1컵

성인병을 예방하는 현미찹쌀밥

고소하고 노릇노릇한 현미찹쌀밥은 소화 기능이 약한 사람들에게 성인병을 예방하고 비만증을 치료할 수 있는 건강식이다. 현미찹쌀밥에 백미를 제외한 다른 잡곡을 섞으면 더욱 영양만점!

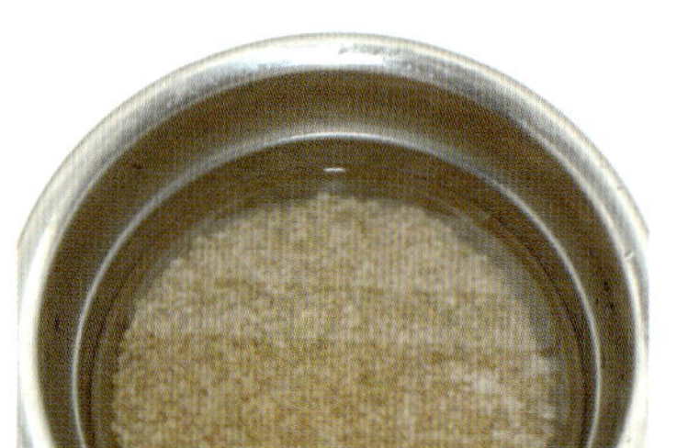

1 현미찹쌀을 깨끗하게 씻어서 하루 정도 물에 불린다.

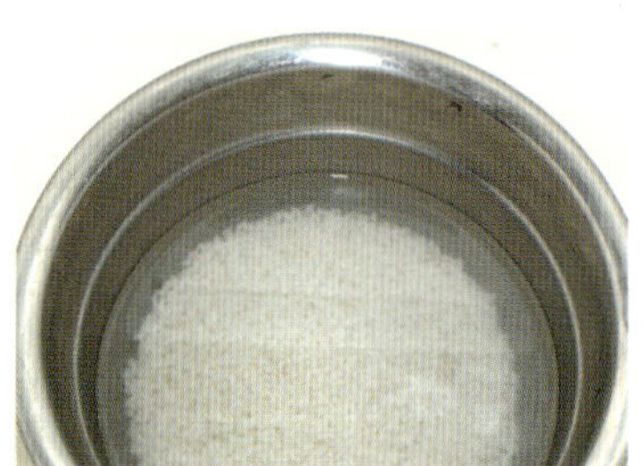

2 쌀도 깨끗하게 씻어서 30분 정도 불린다.

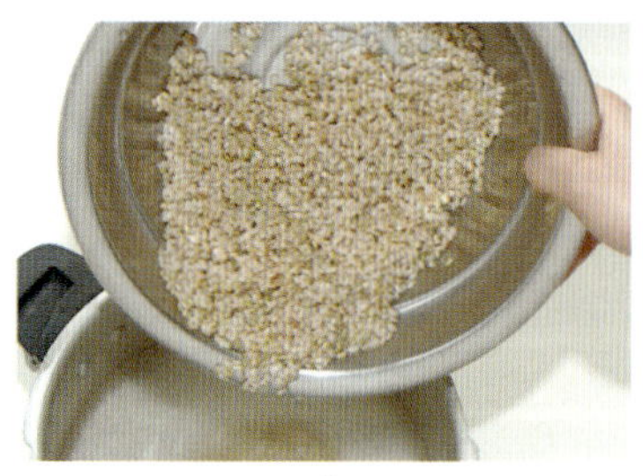

3 쌀에 현미찹쌀을 섞고 쌀 씻은 물을 붓는다.

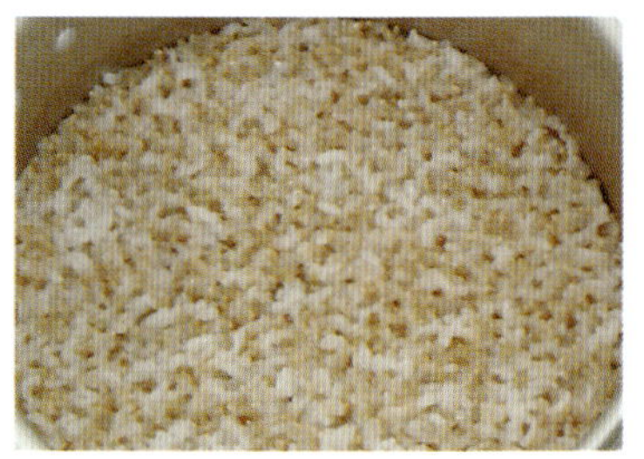

4 불에 약 25분 정도 올려놓아 끓으면 불을 줄이고 뜸을 들여 완성한다.

삶은 옥수수

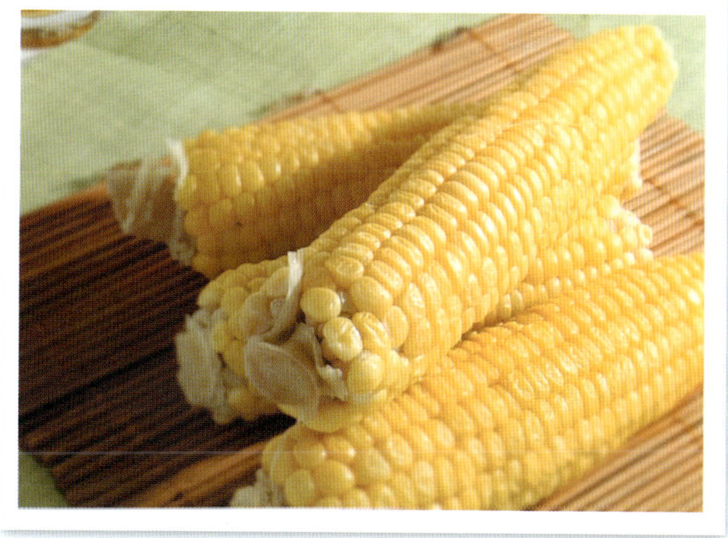

비타민 E가 풍부해 위장에 좋은 옥수수

옥수수의 섬유질은 장을 자극해 장운동을 활발하게 한다. 물론 과식하면 설사를 일으키기도 하지만 소화 촉진, 충치 개선, 신장병 치료 등의 약리 작용까지 겸비한 팔방미인 식품이다.

재료 미리 준비하기 (4인분)

주재료: 옥수수 4개, 소금, 물

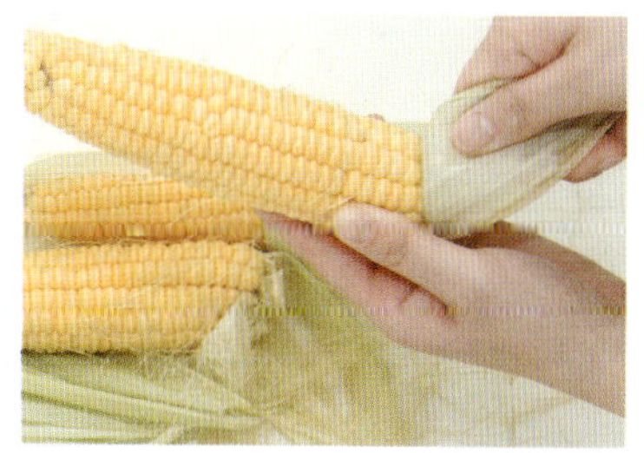

1 옥수수 껍질을 벗긴다.

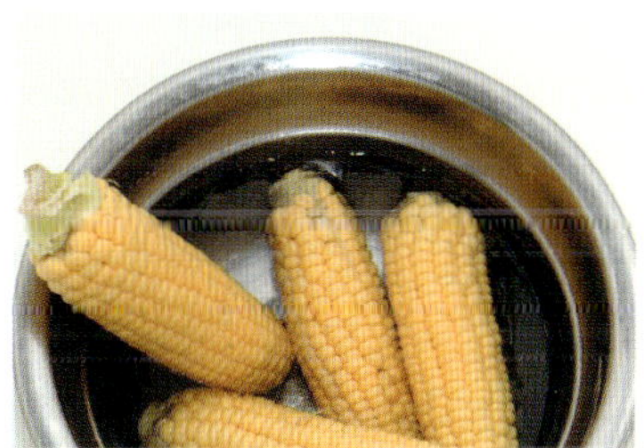

2 옥수수는 찬물에 두 번 정도 깨끗하게 씻는다.

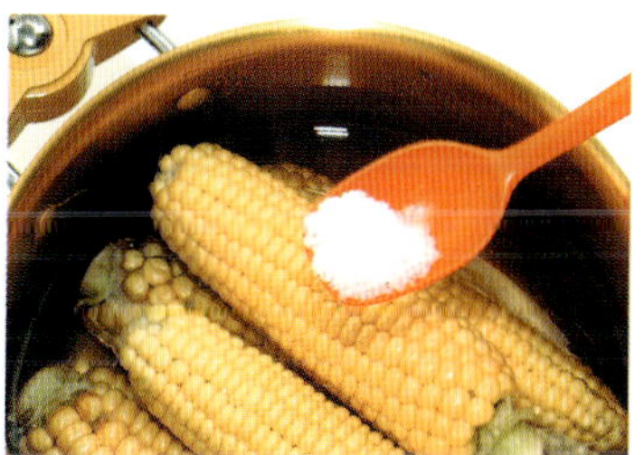

3 냄비에 옥수수가 거의 잠길 정도의 물을 붓는다. 소금을 약간 넣고 센 불에서 끓이다가 중불로 줄여 30분 정도 삶는다.

감자 스프

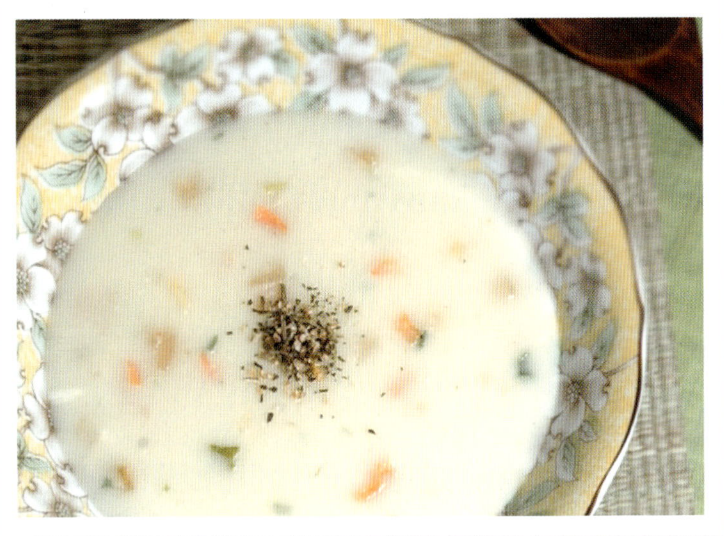

재료 미리 준비하기(4인분)

주재료: 감자 2개, 양파 1/2개, 대파 1/2줄기, 파슬리 1줄기, 월계수잎 1잎, 정향 2개, 통후추 5개, 후춧가루 약간, 소금 약간, 물 6컵

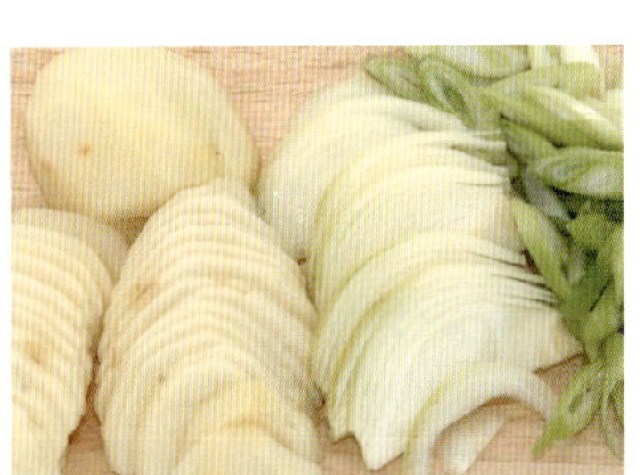

1 감자, 양파, 대파는 껍질을 벗겨 손질하고 얇게 편으로 썰어 준비한다.

대표적인 장수 식품으로 영양가가 높은 감자

싹이 나지 않게 감자를 저장하는 방법

여름철 감자는 상온에 두면 금방 싹이 돋는다. 만약 싹이 났다면 요리를 할 때 반드시 싹 주위를 깨끗이 도려낸다. 감자는 냉장고에 넣는 것이 좋지만 양이 많으면 감자를 넣는 봉투 입구를 벌린 채로 골판지 상자에 보관한다. 이때 반드시 싹 주위를 깨끗이 도려내야 한다. 여기에 사과 한두 개를 함께 넣어두면 효소 작용으로 싹이 잘 나지 않는다.

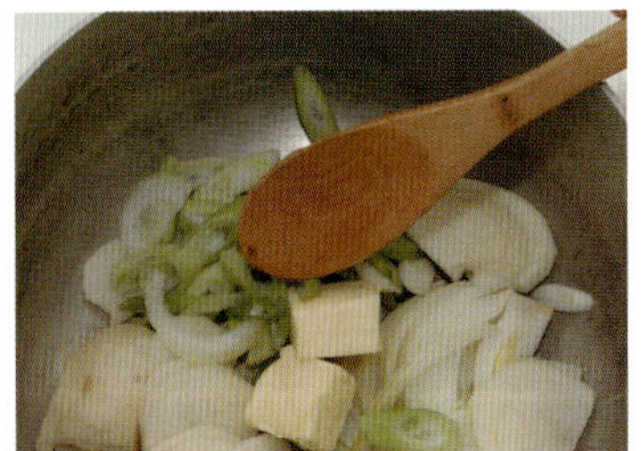

2 냄비에 기름을 두르고 감자와 양파, 대파를 살짝 볶는다.

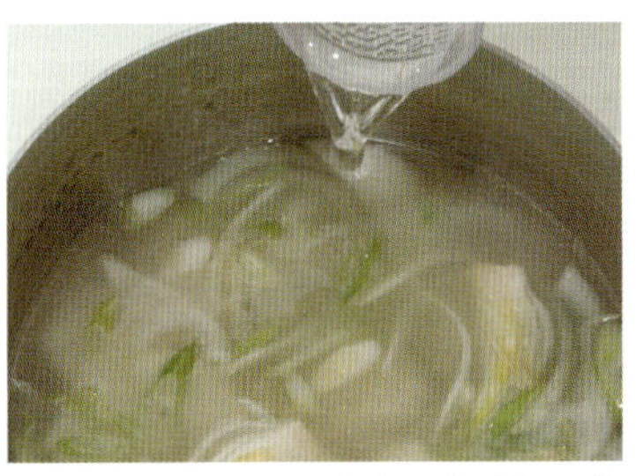

3 볶은 감자와 양파에 물을 붓고 월계수, 정향, 통후추를 넣어 끓이고 익으면 체에 받쳐 내린다.

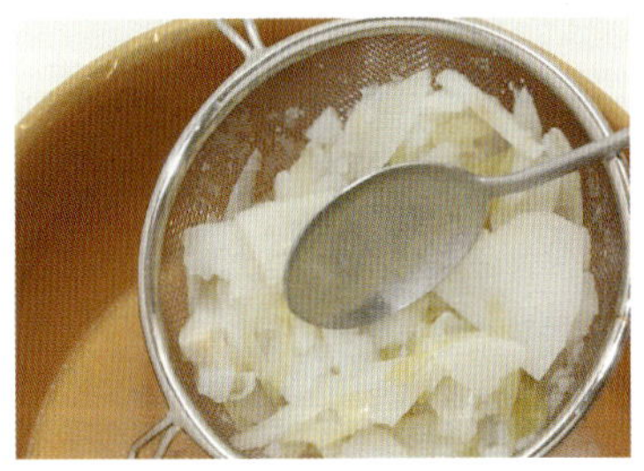

4 내린 감자를 끓여 농도를 걸쭉하게 맞추고 소금간을 한 뒤 파슬리 가루를 뿌려 먹는다.

호박 나물

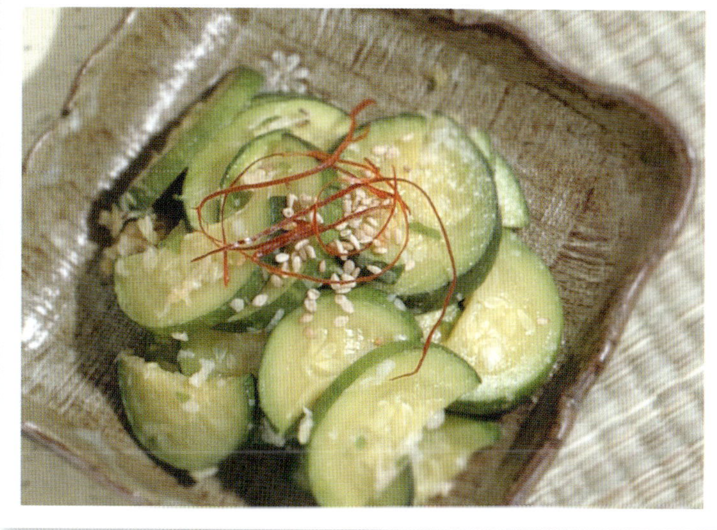

재료 미리 준비하기 (4인분)

주재료: 애호박 1개(작은것), 새우젓 1/2큰술

부재료: 다진파 1큰술, 다진마늘 1작은술, 참기름 1작은술, 식물성 식용유

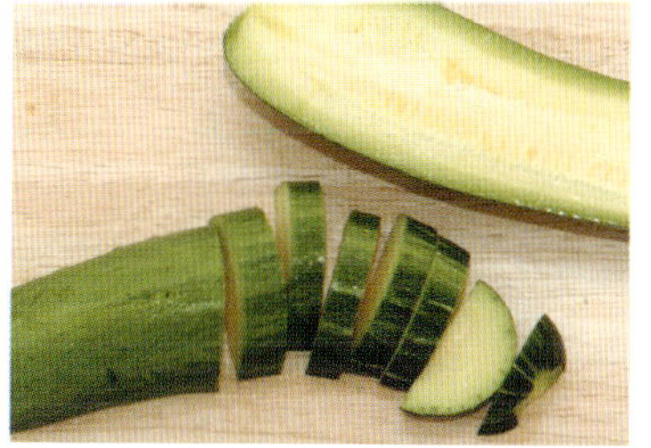

1 호박은 깨끗이 씻어 반달로 썰어 둔다.

비타민이 풍부해 소화가 잘 되는 호박

호박 고르기

● 늙은 호박은 황갈색으로 착색이 완전하고, 표면에 하얀 분가루가 생긴 것이 좋다.

● 애호박은 너무 크지 않고 작은 것이 좋다. 색깔은 황록색으로 윤기가 있는 것이 좋으며 꼭지가 마르지 않은 것이 신선한 것이다.

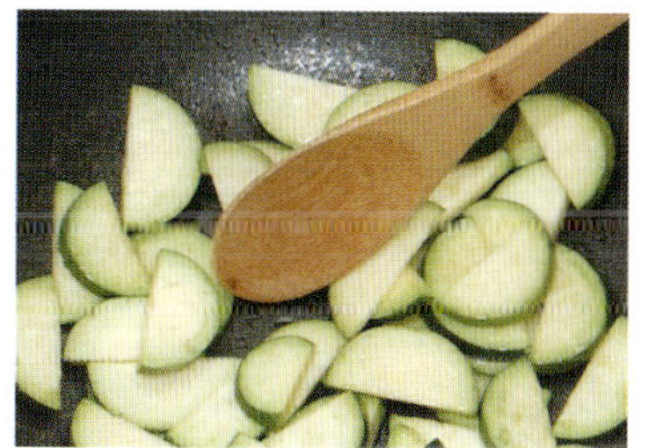

2 냄비에 들기름을 넣고 호박을 볶다가 물을 조금 부어 익힌다.

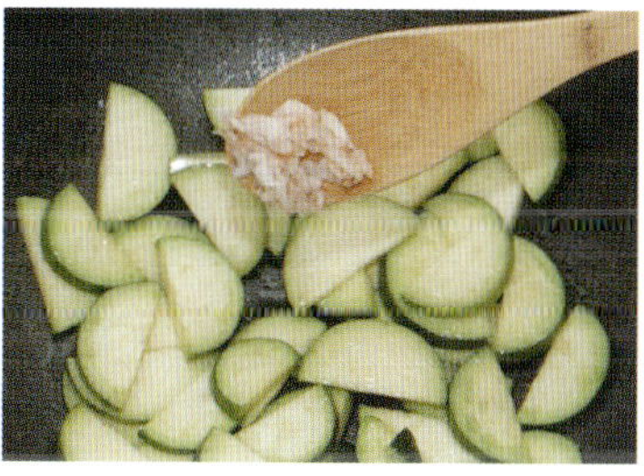

3 호박이 익으면 새우젓으로 간을 맞춘다.

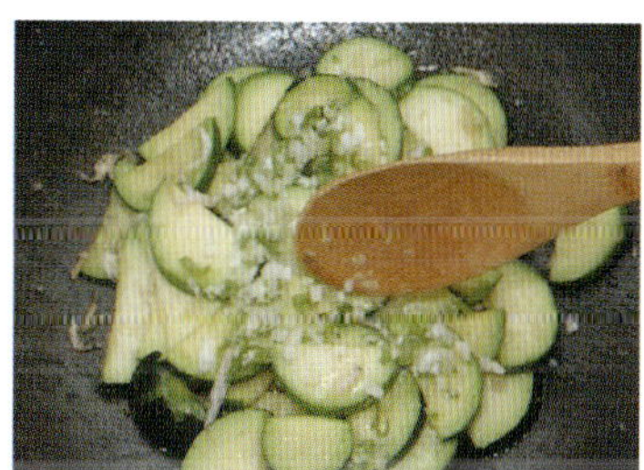

4 마지막으로 참기름, 다진파, 다진마늘을 넣고 완성한다.

배 주스

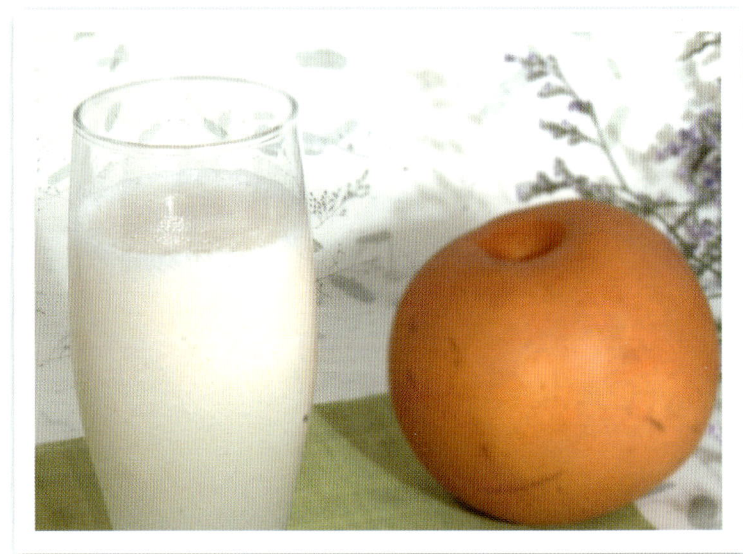

변비에 좋고 술독을 풀어주는 배

재료 미리 준비하기 (4인분)

주재료: 배 1개, 얼음

가정에서의 배 보관 방법

12월 이후 배(주로 신고 품종)를 구입해놓고 며칠 지나면 무의 바람들이 현상처럼 배에도 그러한 현상이 일어나 맛이 없어진다. 이를 방지하기 위해서는 구입 즉시 배 하나하나를 비닐 랩으로 싸서 냉장고(2℃~-1℃)에 보관하면 장기간 보관할 수 있다. 배는 사과와 같이 보관하면 쉽게 부패하므로 주의해야 한다.

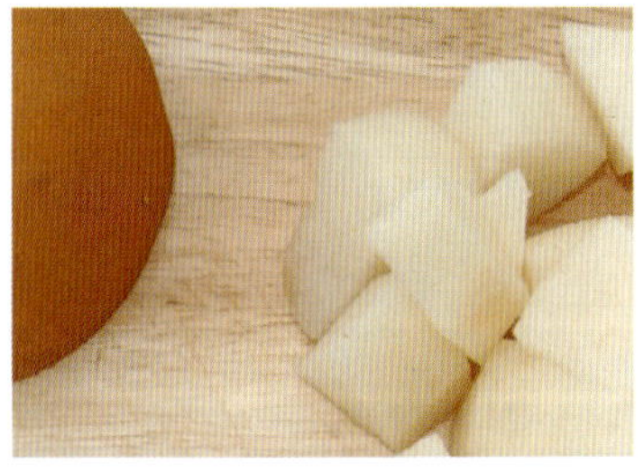

1 배는 껍질을 벗기고 2cm 크기로 썰고 조각 얼음은 잘게 부순다.

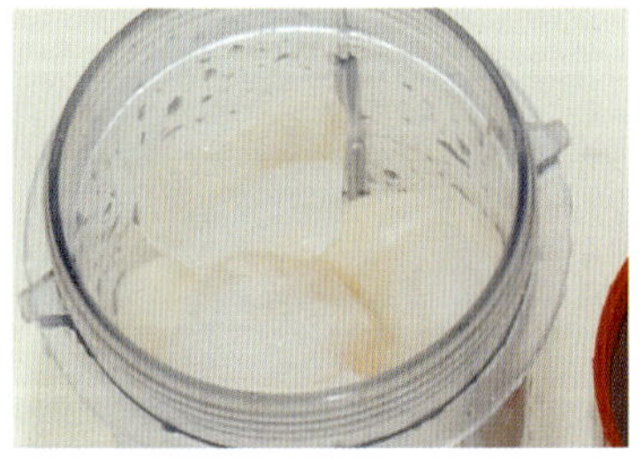

2 믹서에 배와 얼음을 넣고 간다.

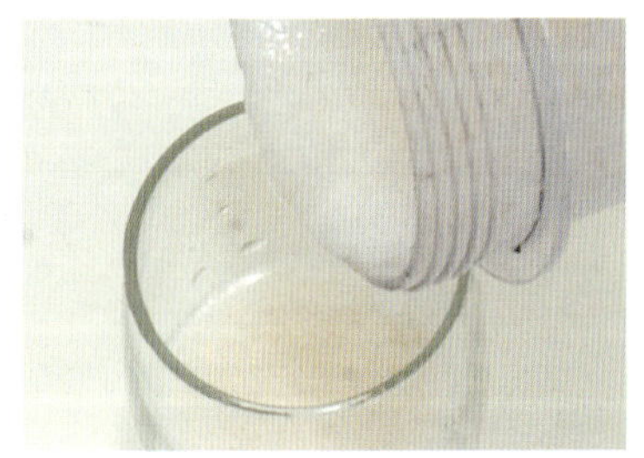

3 유리컵에 따라서 낸다.

토마토 주스

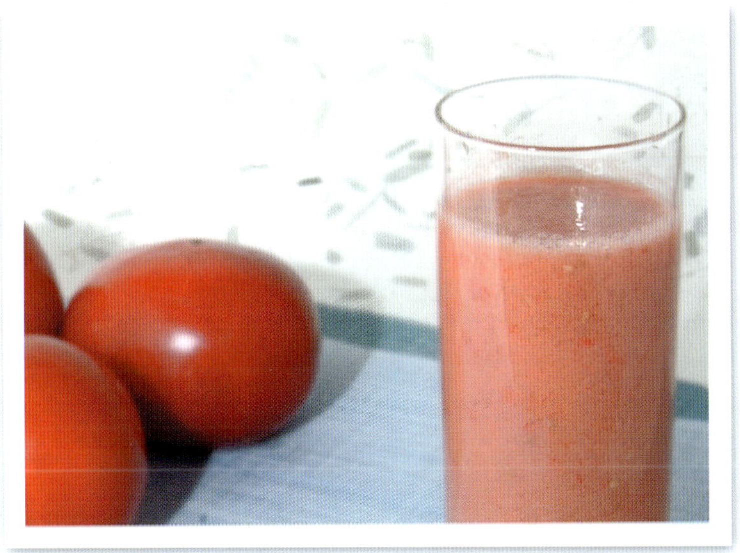

재료 미리 준비하기(4인분)

주재료: 토마토 중간 것 2개, 요구르트 1개

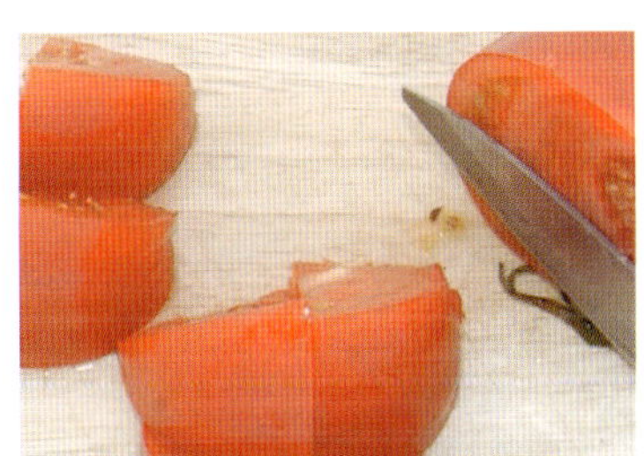

1 토마토는 깨끗이 씻은 마른 행주로 물기를 닦는다.

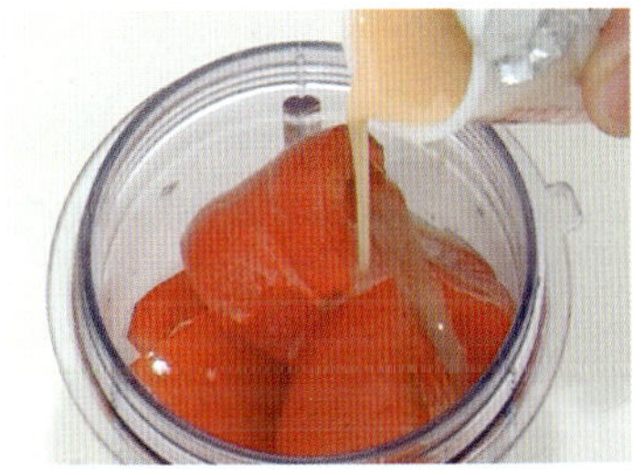

2 껍질을 벗긴 토마토와 요구르트를 믹서에 넣고 곱게 간다.

암 발생을 억제하는 토마토

최근에는 토마토가 암 발생을 억제한다는 연구 결과가 나와 관신을 끌고 있다. 미국 하버드대학 연구팀은 토마토가 많이 든 음식은 전립선암의 발병률을 크게 감소시키는 것으로 조사됐다고 밝혔다. 이 대학 에드워드 조바누치 박사는 "토마토에 들어있는 리코페 성분이 항암 작용을 하는 것으로 추정된다"며 "토마토를 샐러드에 섞어 날것으로 먹든 끓여서 소스로 만들어 먹든 암 억제 효과는 동일하다"고 말했다.

두부 브로콜리 볶음

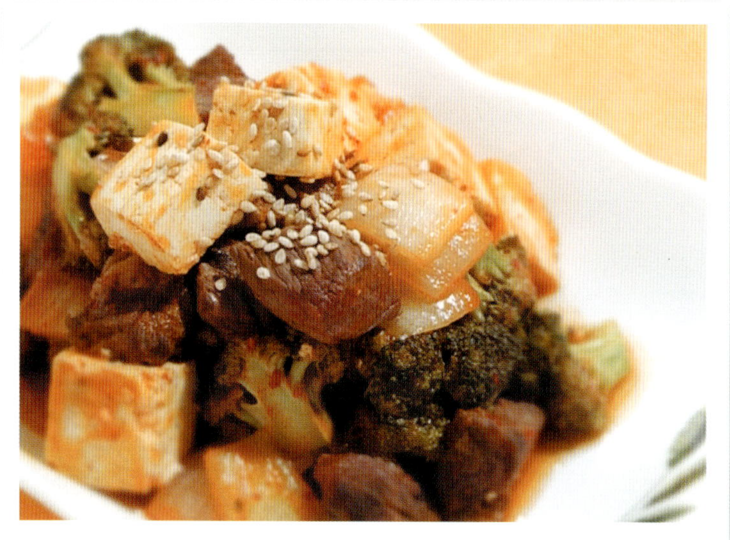

재료 미리 준비하기(4인분)

주재료: 두부 1모, 브로콜리 100g, 양파 1/2개, 소고기 80g, 식물성 식용유

부재료(소스): 케첩 5큰술, 고춧가루 · 맛술 1.5작은술씩, 물 2/3컵, 후춧가루 · 참기름 약간

단백질과 지방질을 보완하는 완전식품 두부

졸업자 식단: 졸업 후에는 칼로리가 낮은 음식을 즐겨 먹는 것이 좋다. 두부 브로콜리 볶음의 재료는 소고기와 두부 같은 단백질 식품이다. 이렇게 조리된 음식은 졸업 후 먹는 것이 좋으며, 소고기를 빼고 조리하면 살잡이 100일 프로그램 과정 중에도 먹을 수 있다.

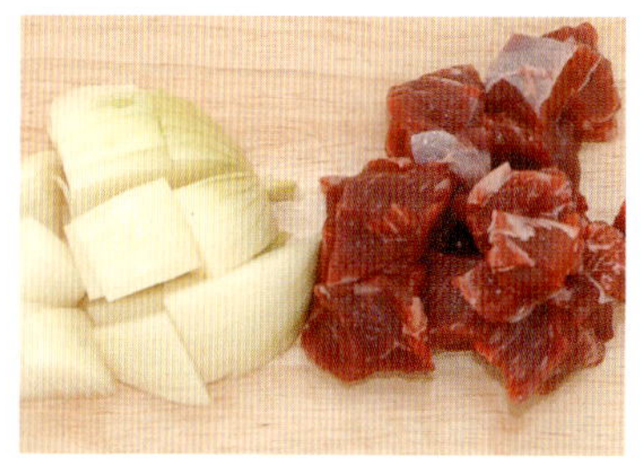

1 소고기와 양파를 먹기 좋은 크기로 자른다.

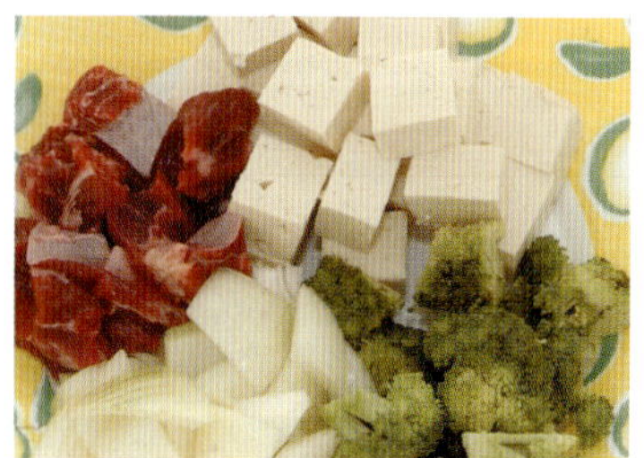

2 두부는 깍뚝썰고 브로콜리는 먹기 좋은 크기로 자른다.

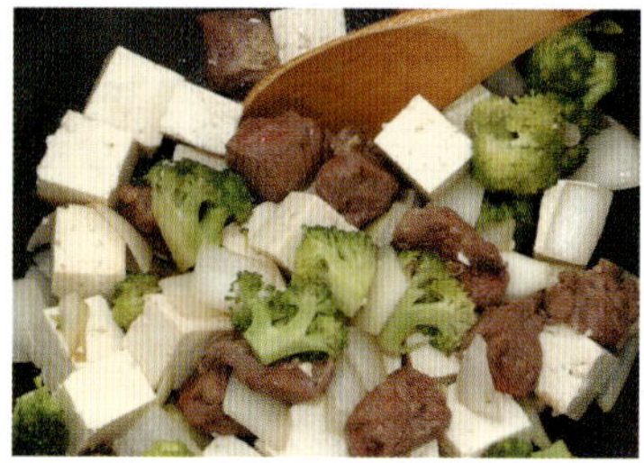

3 프라이팬에 식용유를 두르고 소고기, 브로콜리, 양파, 두부를 살짝 볶아둔다.

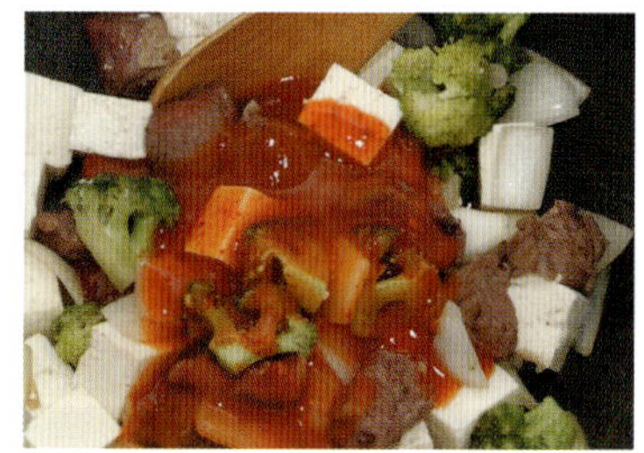

4 프라이팬에 케첩, 고춧가루, 물, 맛술, 후춧가루, 참기름을 넣고 끓인 소스에 소고기, 브로콜리, 양파, 두부 순으로 넣고 조린다.

굴 해장국

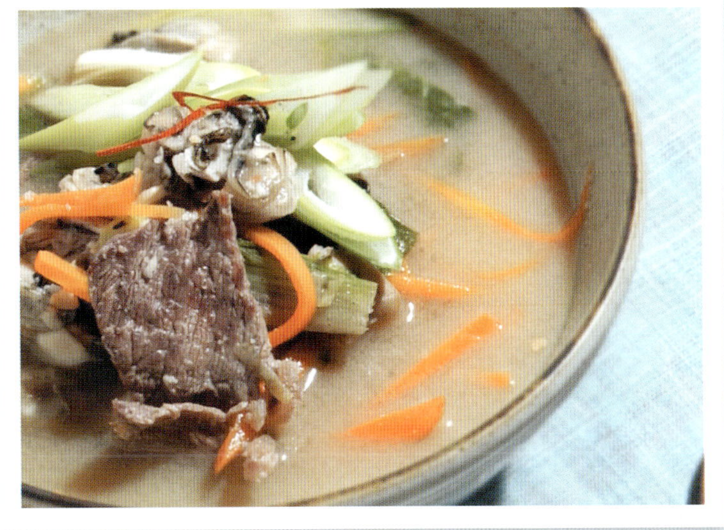

재료 미리 준비하기(4인분)
주재료: 굴 100g, 얼갈이배추 4장, 당근 50g, 소고기 100g, 물 10컵, 된장 3큰술, 소금 약간

심장병에 좋은 에너지 원천 식품 굴

졸업자 식단: 기본적으로 살잡이 100일 과정 중에는 육류와 어류가 함께 조리되어 있는 음식은 먹지 않게 하고 있다. 이렇게 조리된 음식은 졸업 후 먹는 것이 좋다. 그러나 소고기를 빼고 조리하면 살잡이 100일 다이어트 과정 중에도 섭취할 수 있다.

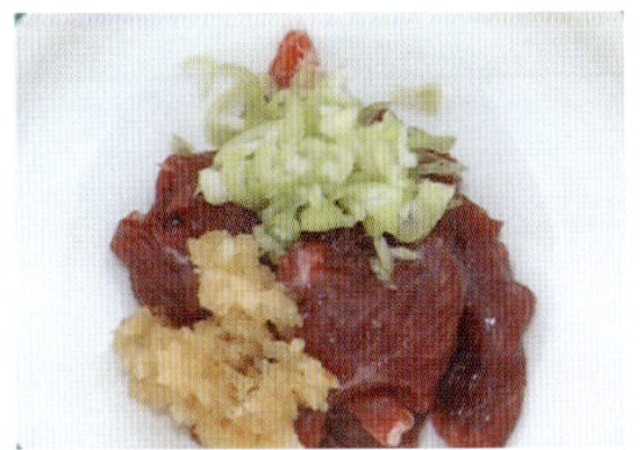

1 소고기는 얇게 저며 간장, 다진파, 다진마늘로 간하여 준비한다.

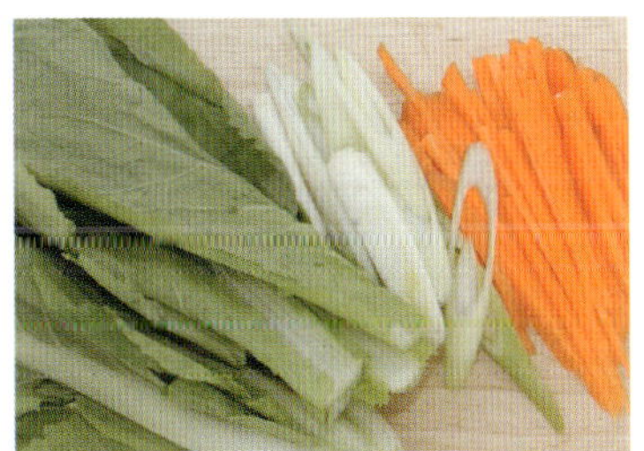

2 당근은 곱게 채썰고 실파는 5cm 길이로 자른 뒤 얼갈이배추를 다듬는다

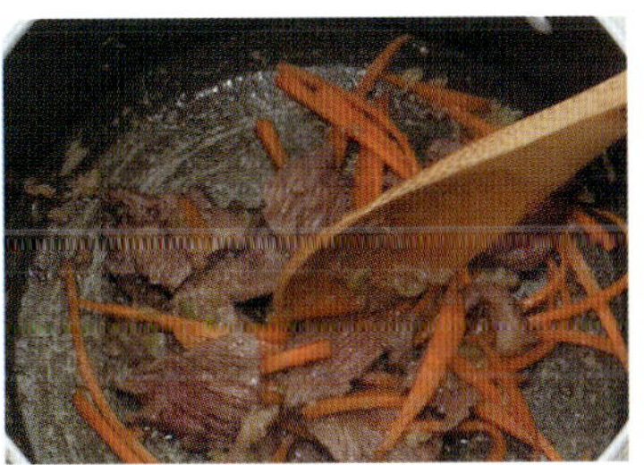

3 냄비에 참기름을 약간 두르고 양념한 소고기를 볶다가 당근과 얼갈이배추를 넣고 볶는다.

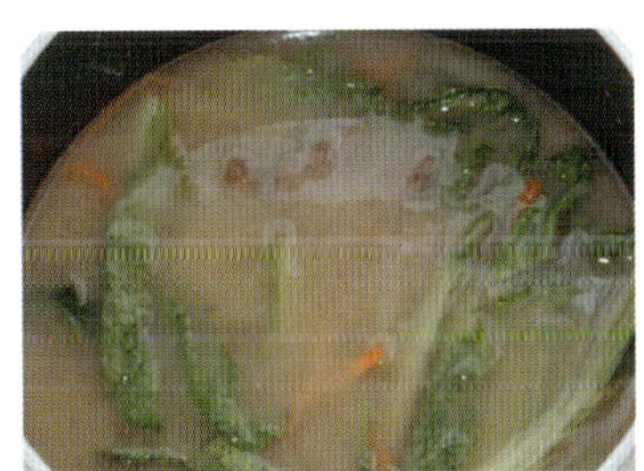

4 물과 된장을 넣고 국물에 맞이 나올 정도로 끓이다가 마지막으로 굴을 넣고 소금으로 간을 맞춘다.

Round 3. 몸 다지기

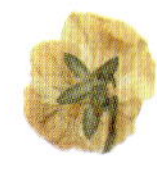 ## 살잡이 운동의 탄생 배경

살잡이 운동은 걷기와 체조로 나눌 수 있다. 1990년대 초까지는 유산소 운동인 달리기와 줄넘기를 시켰다. 달리기를 하면 넓적다리 앞의 바깥 부위(대퇴사두근)가 발달된다. 줄넘기를 즐겨하던 사람 중에 종아리(비복근, 가재미근)가 두꺼워져 고민하는 것을 보고 한국 여성들은 서양 여성들과 바라는 체형이 다르다는 사실을 깨달았다. 우리나라 여성들은 체지방률을 낮게 만들면서 근육을 발달시키기보다 우선 몸의 치수가 가늘고 탄력이 생기길 바란다. 그러던 중 살이 많이 쪄서 무릎이 아프다는 사람들에게 걷기를 시켰더니 오히려 빠른 속도로 체중이 감량되었다.

다른 회원들도 따라하게 했더니 모두 효과가 컸다. 잘 사용하지 않던 수동 런닝머신에서 걷기를 하던 사람이 더욱 빠른 감량을 보이자 모두에게 수동 런닝머신에서 걷기 운동을 시켰다. 그랬더니 훨씬 좋은 결과가 나타났다. 그 효과는 자동 런닝머신으로 운동했을 때의 세 배 정도였다. 하지만 그 무렵에는 조깅이 유행했고(당시 김영삼 대통령도 달리기를 하고 미국 대통령도 달리기를 하던 시절임) 많은 사람들이 달리기가 걷기보다 칼로리 소비가 높다고 여겼기에 이 방법에 딴지를 걸면서 되돌아가는 사람도 많았다. 그래서 다이어트 지도에 어려움이 많았지만 90년대 말부터는 TV 등 매스컴이 나서서 걷기가 조깅보다 다이어트에 도움이 된다고 부추기자 그 뒤부터 지도가 좀 수월해졌다.

기구를 사용하는 근력 운동(무산소 운동)이나 세계 각국의 맨손 체조 방법은 같다. 예를 들면 이두근을 자극하기 위해서는 팔꿈치를 중심으로 주먹을 끌어당겨야 하고, 삼두근에 자극을 주기 위해서는 팔뚝을 중심으로 주먹을 밀어야 한다. 팔뚝을 가늘게 만들어 달라기에, 처음에는 남자들과 같이 15회 정두 들 수 있는 무게의 덤벨을 써서 남자들과 같은 근력 운동을 시켰다. 그랬더니 흔히 알통이라 부르는 이두근이 볼록 나오게 됐다는 항의를 받았다. 다시 1~2kg 덤벨로 바꿔서 매일 반복했더니 이두근과 삼두근이 이전처럼 빠르게 자라지는 않았지만 가늘어지지도 않았다.

그러던 중 물리치료 기구로 사용하던 0.5kg 덤벨을 어렵게 구해 시도했더니 마침내 흡족한 결과를 얻을 수 있었다.

이 방법을 모는 신체 부위를 가볍고 빠르게 움직이는 체조로 발전시켰고, 이 방법으로 잔 근육을 움직여서 살 빼고 싶은 부위를 가늘고 탄력 있게 만들 수 있었다. 그리하여 고어진 님을 27kg 감량시켜 지방 미인대회에 참가하게 했고, 2001년과 2002년 미스코리아를 살잡이 프로그램을 통해 배출하기도 했다.

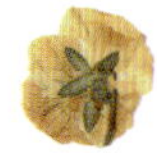

헬스클럽에서 하는 운동 vs 집에서 하는 운동

헬스클럽에 가면 정해진 시각에 맞춰 다른 사람들과 함께 하는 에어로빅이나 재즈댄스와 달리 혼자서 운동을 할 수 있어서 시간 제약이 없다. 또한 기계 소음으로 인한 이웃의 눈치를 보지 않고 운동에만 전념할 수 있어서 좋다. 스스로 택한 프로그램에 따라 혼자 하더라도 클럽의 운동 분위기로 인해 집에서 혼자 운동할 때보다 더욱 열심히 할 수 있고 방해 없이 운동을 지속할 수 있는 장점이 있다.

하지만 24시간 헬스클럽을 제외하고는 늦은 밤이나 공휴일 같은 휴관일에는 운동을 할 수 없다. 운동하려는 사람이 많으면 자동 런닝머신을 오래 기다려야 하고 뒤에 기다리는 사람이 있으면 마음 편히 운동하기도 부담스럽다. 살을 많이 빼야 하는 사람 입장에서 남의 시선을 의식해야 하는 상황이 부담스러울 수 있다. 헬스클럽은 사교적이고 조금은 부지런한 사람에게 알맞다.

집에서 운동하는 방법은 언제든지 할 수 있다는 장점이 있다. 남의 시선을 의식할 필요 없이 자유롭게 운동할 수 있고 런닝머신을 기다리거나 남에게 양보하지 않아도 되니 여유가 있다. 하지만 홀로 하는 운동인 만큼 운동하는 분위기를 스스로 연출해야 한다. 운동을 쉬어도 남의 간섭을 전혀 받지 않기 때문에 본인의 의지와 실천이 무엇보다 중요하다. 헬스클럽에 갈 시간도 없이 바쁘게 생활하는 분들이나 집 밖에 나가기 힘든 주부들에게 좋은 방법이다.

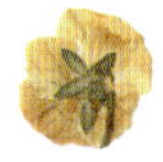

늘리기 운동과 빼기 운동은 결국 같은 방법?

세심한 관찰력을 가진 사람은 이미 느끼고 있을 것이다. 팔뚝을 가늘게 해달라고 하는 사람이나 팔뚝을 굵게 해달라는 사람을 지도할 때 같은 동작을 시킨다는 사실을. 하지만 어느 특정 부위의 살을 직접 빼주는 근력 운동은 세상에 존재하지 않는다.

원칙적으로 살 빼는 운동은 유산소 운동을 해서 몸 안에 축적되어 있는 지방과 살들을 소비하는 방법뿐이다. 그 외에 가볍고 잔 동작의 체조도 지방을 소비해서 적당한 근육을 만들고, 조여 주어(코르셋 효과) 신체 치수를 줄일 수 있다.

살잡이는 식이요법과 운동(걷기와 체조)을 해서 몸에 쌓아둔 살들의 최대치를 소비하게 한다. 체조로 조여 주어 살이 탄력을 잃지 않는 운동 방법이 바로 살잡이이다.

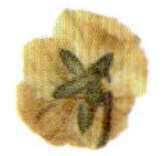

현대인에게 운동은 선택이 아니라 필수

공상과학 만화에 나오는 미래의 인간은 머리만 크고 몸통은 작다. 사람들은 미래의 인간이 운동을 하지 않아서 근육은 퇴화되고 몸통이 가늘어지는 반면 머리를 많이 써서 뇌가 커질 것이라고 상상한다. 하지만 살잡이 대장이 바라보는 미래의 인간은 그 정반대의 모습이다.

사람들은 짧은 거리도 걷지 않고 자동차를 탄다. 그러니 운동량이 적어질 수밖에 없다. 앞으로는 알아서 움직이는 자동차가 나온다고 한다. 핸들을 돌리거나 페달을 밟는 운동마저 없어지고 모든 기능이 단추를 누르거나 명령만 내리면 해결되는 세상이 올 것이다.

일부 사람만 머리를 쓰면 되고 나머지 사람은 머리도 쓰지 않고 운동도 하지 않으면서 맛있는 음식을 먹으러 다니기만 할 것이다. 그러면 당연히 운동량이 없어 근육량은 줄어들고 비만은 더욱 늘어날 것이다. 아마 미래의 인간은 머리가 작고 몸통은 큰 형태로 진화될 것이다. 산에서 먹이를 찾아다니기에 몸에 비해 머리가 크고 몸이 날렵한 멧돼지와 축사 안에서 사료를 충분히 먹고 자라는 돼지의 몸은 같은 돼지이지만 분명 다르다. 집돼지 같은 몸이 되지 않기 위해 앞으로 더욱더 일부러라도 운동에 시간을 할애해야 하는 세상이 오고 있다. 살잡이를 알게 되신 분들은 진화의 흐름을 역행하게 될 것이다.

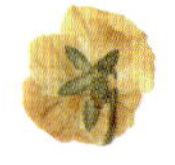

1분 1회의 미학

살을 빼려는 사람 중에 많은 사람들이 운동뿐 아니라 아예 움직이기조차 싫어한다. 상담을 하면 걷기와 체조를 어느 정도나 해야 하냐며 운동에 대한 걱정을 드러낸다. 물론 본인에게 불가능한 운동을 하라고 강요하면 잘못이다. 본인의 능력에 맞게 운동을 시작해야 올바른 처방이다. 수동 런닝머신으로 걷기를 한다면 처음에 몇 분을 해야 한다는 법은 없다. 자신의 능력이 얼마큼인지 알아보고 나서 판단해야 한다. 자신의 키에 맞는 속도를 유지하며 최대치까지 걸은 후 시간을 체크하고 매일 1분씩 늘려가면 된다.

2000년, 운동과 담 쌓고 지내신 62세의 한 노인이 수동 런닝머신을 시작했다. 운동이 처음인 노인은 겨우 3분 동안 걸을 수 있었다. 운동선수였던 미스코리아 A씨는 첫날 수동 런닝머신 위에서 35분 동안 걸었다. 처음 살잡이를 찾은 사람들은 선배들이 수동 런닝머신을 40분 이상 걷는다고 얘기를 하면 그에 비해 턱없이 부족한 자신의 능력을 과소평가하는 경우가 많다. 하지만 선배들 역시 처음 수동 런닝머신을 시작할 때 15분 전후밖에 걷지 못했던 사람들이었다. 매일 1분씩 꾸준히 늘려서 30일 넘게 계속하면 모두 40분 이상 걸을 수 있다.

체조 역시 운동 능력이 떨어지는 사람은 첫날 5회 정도 실시하고 운동을 꾸준히 해오던 사람은 한 동작을 12회 정도 하면서 매일 1회씩 늘린다. 한 달 정도 지나면 모두 40회 이상 하게 된다. 매일 1분 1회를 늘린다는 것이

쉬운 일은 아니지만 운동을 시작하기에 앞서 정신적인 준비를 철저히 했다면 누구나 할 수 있고 그렇게 해왔다.

초반에 선배들의 운동 실력과 자신을 비교하고 한숨짓던 많은 사람들도 시간이 지나면 자신도 모르는 사이에 선배들의 수준과 비슷해지면서 1분 1회의 미학에 놀란다. 당신도 틀림없이 그 대열에 합류하게 될 것이고, 그때는 벌써 몸의 각선미가 살아나고 있을 것이다.

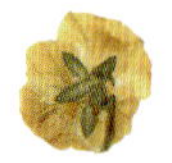 살들을 빼앗기지 않으려는 우리 몸의 마지막 몸부림

어느 날 갑자기 살들에게 운동과 식단이란 무기로 무차별 공격을 시작하면 살들은 정신을 못 차리고 후퇴한다. 그러나 곧 재정비를 해서 살들을 뺏기지 않으려는 작전에 돌입한다. 살 빼기를 계속하면 평소보다 몸이 무겁게 느껴지고 쉬고 싶거나 자고 싶다는 느낌이 들 때가 있다. 우리 몸에서 살을 더 뺏기지 않으려는 반응이다. 살이 '쉬어! 먹어! 잠 자!' 라고 명령을 내리는 것이다. 그 명령에 따라 덜 움직이고 음식을 먹고 잠을 자면 당연히 살이 더 이상 빠지지 않는다. 몸에서 내리는 명령에 따르지 말고 운동을 늘리면 오히려 몸이 가벼워진다. 살이 몸에서 방어선을 포기하고 물러가는 것이다. 다음 방어선에서 한두 번 더 비슷한 공격을 해오겠지만 꾸준한 실천으로 강하게 밀어붙이면 마지막 방어선까지 무너지게 될 것이다. 중단 없는 전진만이 살들과의 전쟁에서 승리하는 길이다.

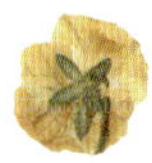 ## 버리기를 잘해야 원하는 몸을 만들 수 있다

조금 지저분한 얘기가 될지 모르지만(회원들과 편안하게 하는 얘기임) 배변을 관찰한 결과, 살이 찌기를 바라는 그룹과 살을 빼려는 그룹의 차이를 발견했다. 살찌고 싶어하는 사람이 변을 본 후 변기를 보면 변이 흐트러진 경우가 많았고, 살을 빼고 싶어하는 사람이 변을 보면 변기에는 뭉쳐진 단단한 변이 있었다. 아주 많은 분들이 이런 차이를 보였다. 이유는 두 그룹간에 흡수력 탓이다. 그래서 배변 습관과 다이어트 경험에 비례한 몸 상태 등을 관찰하고 상담한 뒤에 몸에 맞는 식단을 시작하고, 일주일에 한 번씩 체중 체크를 해서 식단을 결정하고 처방해야 한다

관장으로 살아가는 두 사람이 있었는데, 그분들은 살을 빼기 위해 변비약을 자주 사용했다. 변비약을 먹어도 변이 나오지 않아서 약을 더 먹었더니 결국 장의 연동 운동이 멈취진 상태라는 병원진단을 받았다.

두 분 중 한 분은 살잡이를 해서 식단과 장 체조를 꾸준히 한 결과 약 없이 버리기(배설)를 할 수 있게 되었지만, 다른 분은 일주일에 한 번씩 병원에 가서 관장을 해야만 버리기를 한다고 들었다. 살잡이는 병원 처방이 있기 전까지 절대 변비약을 먹지 않고, 장 마사지와 변비를 해결하는 식사 습관을 들이는 식단을 권하여 배변 습관을 바꾸게 하고 있다. 식단에 정해진 야채나 과일을 충분히 섭취하면서 장 마사지를 아침 식전과 취침 전에 행한다.

그러고도 버리기가 3일 이상 안 되면 밤에 손바닥 크기의 마른 다시마를 머그컵에 넣고 물을 채워 냉장고에 넣어두었다가 아침에 일어나서 장 마사지를 한 후 바로 마신다. 그리고 아침 식단으로 배를 양껏 먹고 저녁에 차가운 우유를 마신다. 이틀 내지 삼 일 동안 계속하면 거의 모든 버리기 문제가 해결될 것이다.

변비 탈출은 식이섬유를 잘 섭취하는 것이 관건이다. 살잡이는 섬유질을 많이 섭취할 수 있는 식단을 권장하고 있다. 식이섬유는 하루 약 25~30g 정도 섭취한다. 밥은 가능하면 현미밥과 보리밥에 다른 잡곡류를 섞어 먹는 것이 좋은데, 콩을 많이 넣어 먹어야 좋다. 사람의 소화효소로 분해되지 않아 대변으로 남는 성분을 '섬유질'이라고 한다. 섬유질을 많이 섭취하려면 온갖 종류의 야채를 항상 식탁에 올려 먹자.

요리조리 따라해보는

살잡이 체조

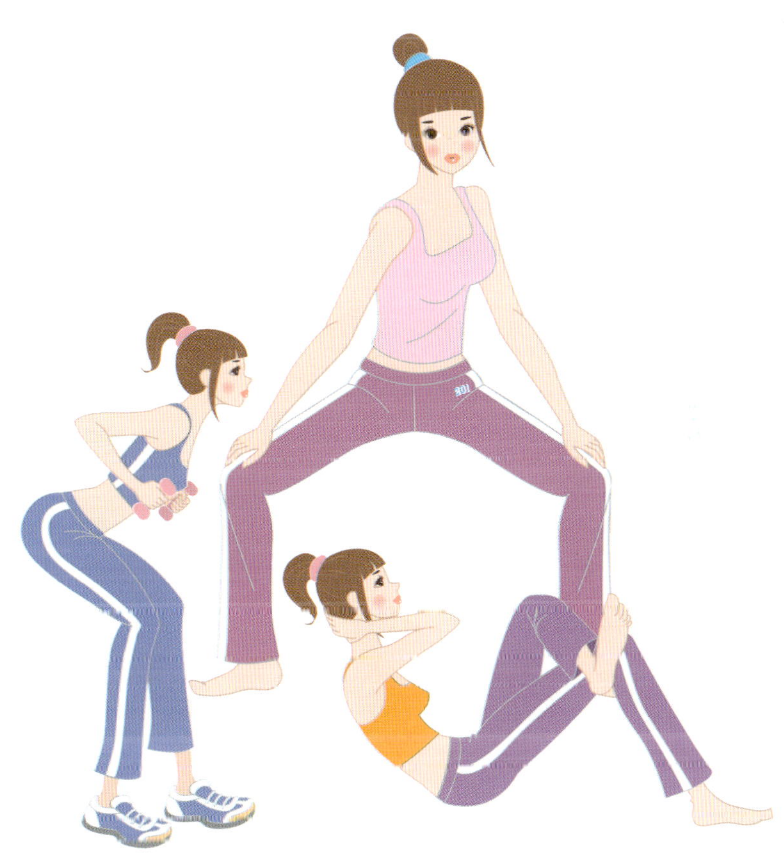

글자 그대로 각 부위의 근육을 펴주며 풀어주는 것이다. 혈액의 원활한 흐름을 도와주면서 근육이 경직되지 않도록 풀어주어 주변 관절을 부드럽게 해주는 방법이며 운동 시작 전후에 하는 것이 좋다. 스트레칭은 체조가 아니기에 반복하지 말고 한 동작을 한 뒤 7초 정도 멈춰서 근육이 시원하게 당겨지는 느낌이 들어야 한다.

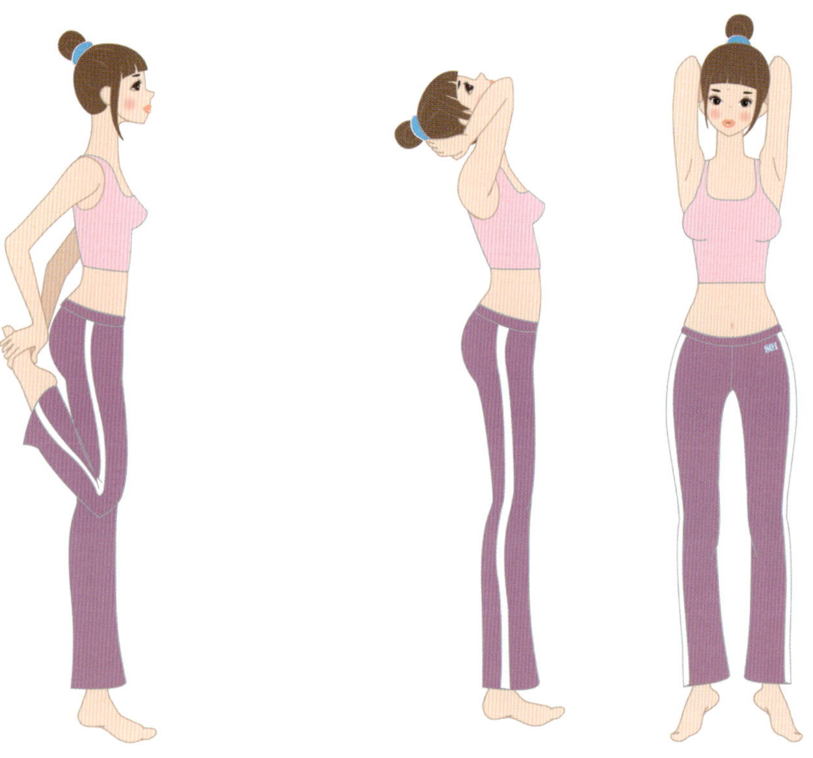

A 한쪽 손은 벽에 기대고 다른 손은 발을 잡고 다리를 뒤로 당긴 채 7초 정도 머문다. 넓적다리 앞쪽(대퇴 사두근)의 근육이 당겨지는 느낌이 들어야 한다.

B 양손을 깍지 껴 머리를 감싸고 팔꿈치를 귀에 붙인 채 머리를 젖힌다. 팔뚝 뒷부분(삼두근)이 당기는 느낌이 들어야 한다.

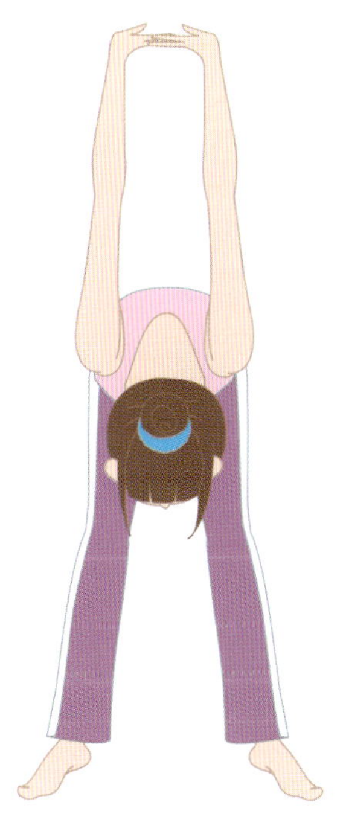

C 손가락을 허리 뒤쪽에서 깍지 껴 손바닥을 하늘
로 향하도록 허리를 숙여서 두 팔을 최대한 위로
든다. 팔뚝 안쪽(이두근)과 넓적다리 뒤쪽(대퇴 이
두근)이 당겨지는 느낌이 들어야 한다.

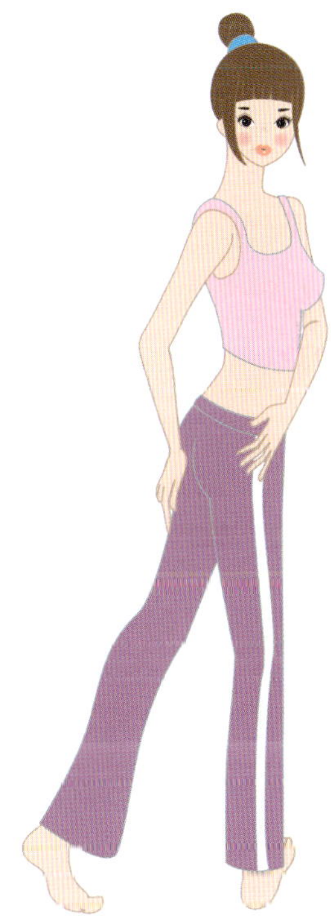

D 상체를 최대한 돌려서 오른손이 왼쪽 엉덩이를,
왼손이 오른쪽 엉덩이에 닿도록 한다. 돌아가는
반대쪽 복근이 당겨지는 느낌이 들어야 한다.

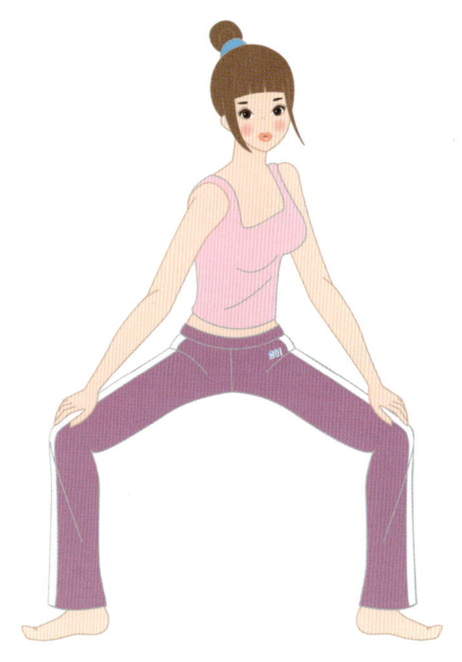

E 다리를 어깨 넓이 두 배로 벌리고 무릎을 직각으로 굽혀 엉덩이를 뒤로 뺀다. 허리를 편 상태에서 한쪽 팔을 밀면서 한쪽 어깨를 최대한 밀어 넣는다. 등과 허리 뒤쪽의 근육이 당기는 느낌이 들어야 한다.

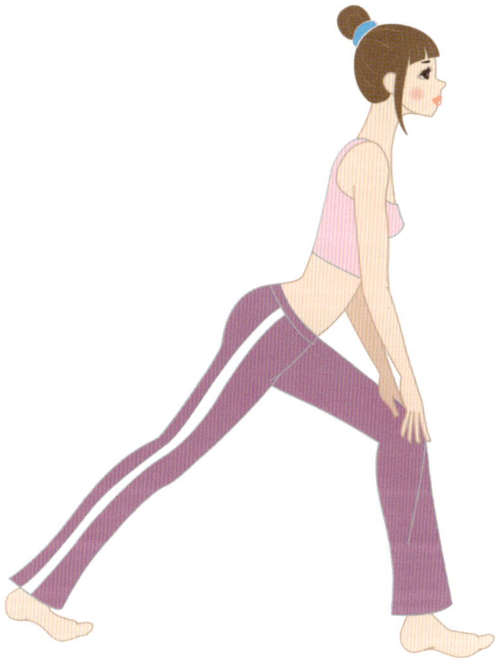

F 양쪽 발바닥을 11자로 붙인 상태에서 한쪽 무릎을 굽히고 뒤쪽 발의 발꿈치를 땅에서 떼지 않는 상태를 유지하며 뒤로 움직여서 종아리가 당기는 느낌이 들 때 7초 동안 멈춘다. 발끝이 八자가 되지 않고 11자가 되어야 한다.

살잡이 운동 – 걷기

살잡이 프로그램은 걷기를 권장한다. 바깥에서 걷기와 자동 런닝머신, 수동 런닝머신 중 수동 런닝머신에서 걷기를 시키고 있다. 이유는 비용이 저렴하면서 짧은 시간에 많은 효과를 낼 수 있기 때문이다. 어떤 방법으로 걷든 쿠션이 좋은 운동화를 준비해야 한다. 굽이 높은 신발을 신으면 종아리가 두꺼워질 수 있으니 명심하자.

수동 런닝머신을 이용할 때 키가 165cm 이상인 사람은 스피드 4.0 이상으로 걸으면서 걸을 수 있는 자기 능력의 최대치로 걸어야 한다. 키가 160cm 이상인 사람은 3.7의 속도로 걸어야 하고, 155cm 이상인 사람은 3.5 정도의 속도를 유지하면서 걸으면 된다. 통계적으로 보통의 경우 10분 정도 걷는 경우가 가장 많지만 전혀 운동을 해본 적이 없는 사람은 5분 미만으로 걸어도 된다. 평소에 운동을 많이 했거나 운동선수라면 처음부터 20분 이상 걸을 수도 있다. 사람마다 능력이 다르기 때문에 절대 남과 비교하지 말고 자기 능력을 기준으로 잡아 매일 늘려가면 된다. 중요한 것은 첫날 자신의 스피드를 유지하면서 최대치를 걷고 시간을 체크한 후에 그것을 기준으로 매일 1분씩 늘려서 40분 정도 걸을 수 있을 때까지 늘려가야 한다.

전동 런닝머신을 이용해도 마찬가지이다. 첫날 최대치를 걷고 나서 매일 1~2분씩 늘려야 하는데 키가 165cm 이상인 사람은 스피드 7 이상을 유지하고, 키가 160cm 이상인 사람은 6.8 정도의 속도로 걷는다. 155cm 이상인 사람은 6.5 정도로 걸으면 된다. 걸어본 경험이 있거나 평수에 잘 걷는 사람은 보통 50분 정도 걷는데 운동을 전혀 하지 않았던 사람들은 30분 정도 걷기도 한다. 반대로 운동을 많이 한 사람은 처음부터 1시간 이상 걸을 수 있다. 최대치 1시간 30분까지 늘려가면 된다.

바깥 걷기는 비나 눈이 오거나 기온이 오르내리는 일기 변화에 따라 영향을 받기 때문에 실패하는 예가 많아 살잡이에서 권하지 않는 편이다. 어쩔 수 없이 바깥 걷기를 해야 할 경우 처음에는 대개 한 시간 정도는 걸을 수 있으니 하루 2~3분씩 늘려가고 2시간까지 늘리면 된다. 건널목에서 멈추기를 반복하면서 걸으면 운동 효과가 없기 때문에 운동장이나 산책로같이 쉬지 않고 걸을 수 있는 평지에서 경보 선수처럼 빠른 속도로 걸어야 한다.

수동 런닝머신이란?

퇴물이 되어 버린 수동 런닝머신이야말로 살 빼는 최고의 무기이다. 수동 런닝머신은 1980년대에 헬스클럽에서 잠시 유행했던 기계인데 모터없는 자동 런닝머신인 셈이다. 얼마 전까지 전력이 아니라 자기 힘으로 걷고 달려야 하는 이 기계는 구경하기도 어려웠다. 살잡이 식구들이 꾸준이 수동 런닝머신을 찾자 요즘은 인터넷에서 쉽게 구할 수 있다.

1990년대에는 달리기가 유일한 살 빼기의 정석으로 통했지만 지금은 누구나 걷기를 해야 효과적으로 살을 뺄 수 있다는 사실을 안다. 값비싼 전동 런닝머신보다 값싸고 부피가 작은 수동 런닝머신이 살 빼기 최고의 파트너라는 걸 모두 알게 될 날이 올 것이다.

살잡이 운동 - 체조

걷기를 끝낸 뒤 몸을 식히지 말고 바로 체조를 해야 한다. 체조 동작을 짧고 빠르게 하면서 걷기와 체조를 연결해 유산소 운동이 되도록 해야 한다. 체조는 맨손 체조와 덤벨 체조 그리고 봉 체조가 있다. 덤벨은 500g으로 두 개를 준비해야 한다. 구하기 힘들면 500㎖ 생수통에 물을 채워 사용해도 되지만 손으로 잡기 불편한 단점이 있다.

봉은 본인 키 높이의 가벼운 막대가 필요한데 집 근처 헬스용품 매장에 가면 우레탄 봉을 쉽게 구할 수 있다. 배 운동을 위해서 깔판을 준비하는데 할인점에서 주방 매트를 구입하면 편리하다.

앞에서도 말했듯이 살잡이 체조는 우레탄 봉, 500g 덤벨 등과 같이 가벼운 기구를 이용해서 가볍고 빠르게 진행하여, 각 부위의 잔 근육만 발달시키고 조여 줘서 살이 늘어지는 것을 방지하고 매끈하게 살이 빠지게 만드는 체조이다. 일반적인 헬스클럽에서 운동하는 방법과 달리 덤벨 체조나 배 운동, 봉 체조 모두 빠르다는 느낌이 들 정도로 해야 한다.

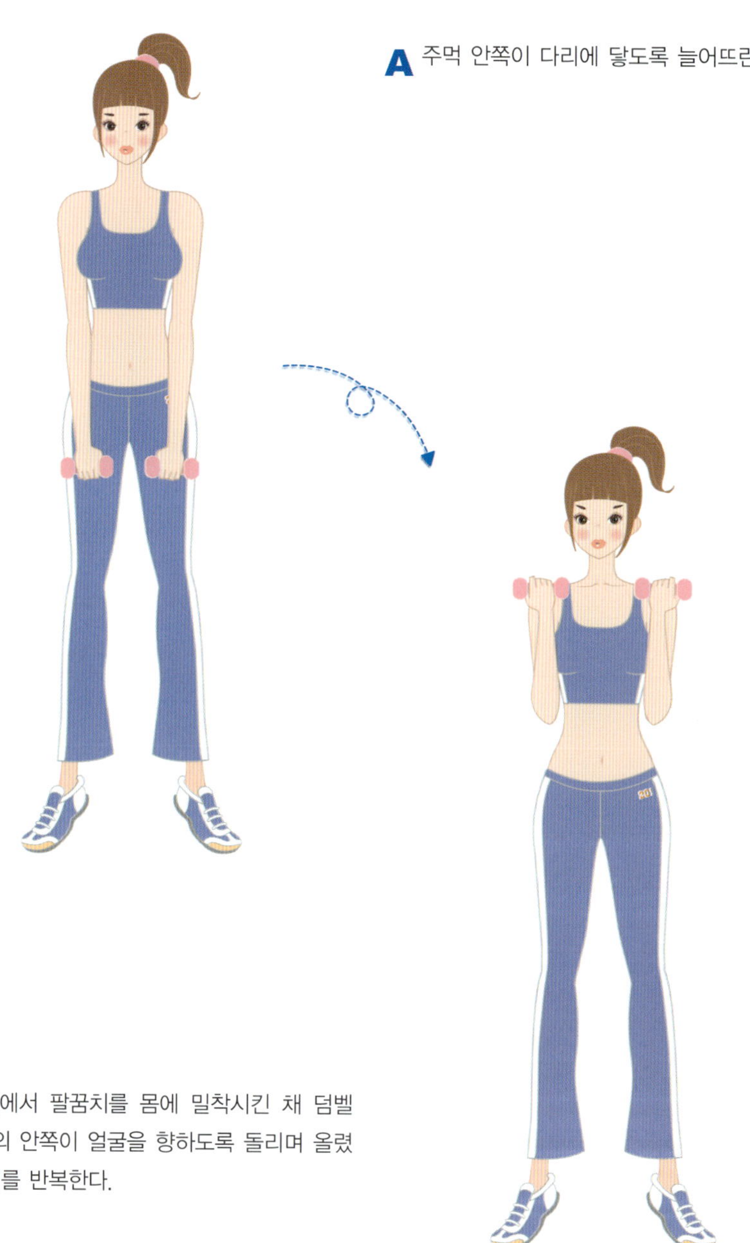

A 주먹 안쪽이 다리에 닿도록 늘어뜨린다.

B A의 자세에서 팔꿈치를 몸에 밀착시킨 채 덤벨
을 쥔 손의 안쪽이 얼굴을 향하도록 돌리며 올렸
다 내리기를 반복한다.

A 차렷 자세로 주먹 안쪽이 다리에 닿도록 늘어뜨린다.

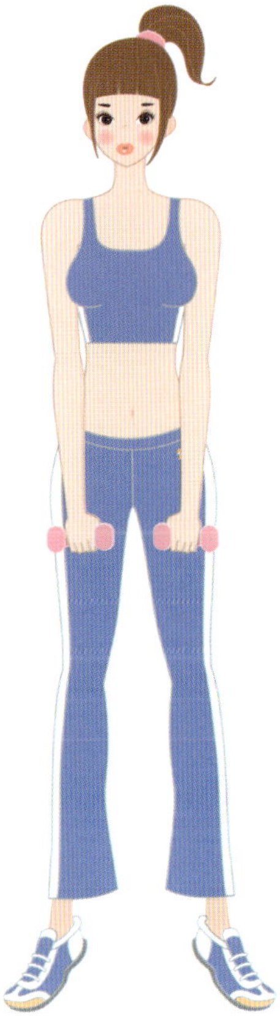

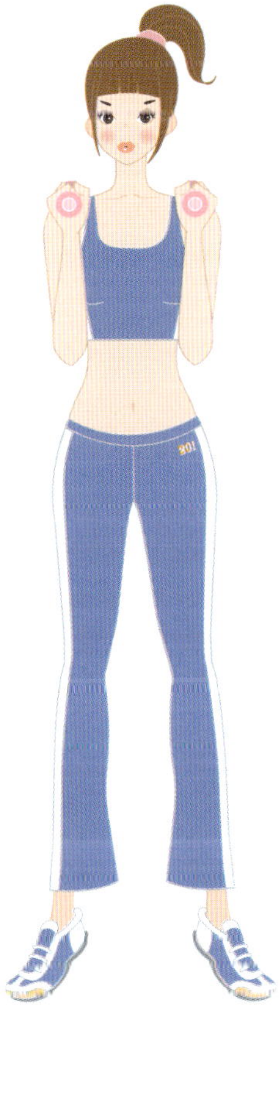

B A의 자세에서 팔꿈치를 고정한 채 망치질을
하듯 올렸다 내리기를 반복한다.

A 한쪽 발을 앞으로 내딛고 구부린 무릎에 손을 의
지하며 덤벨을 든 손의 팔꿈치를 몸에 붙이고 구
부린다.

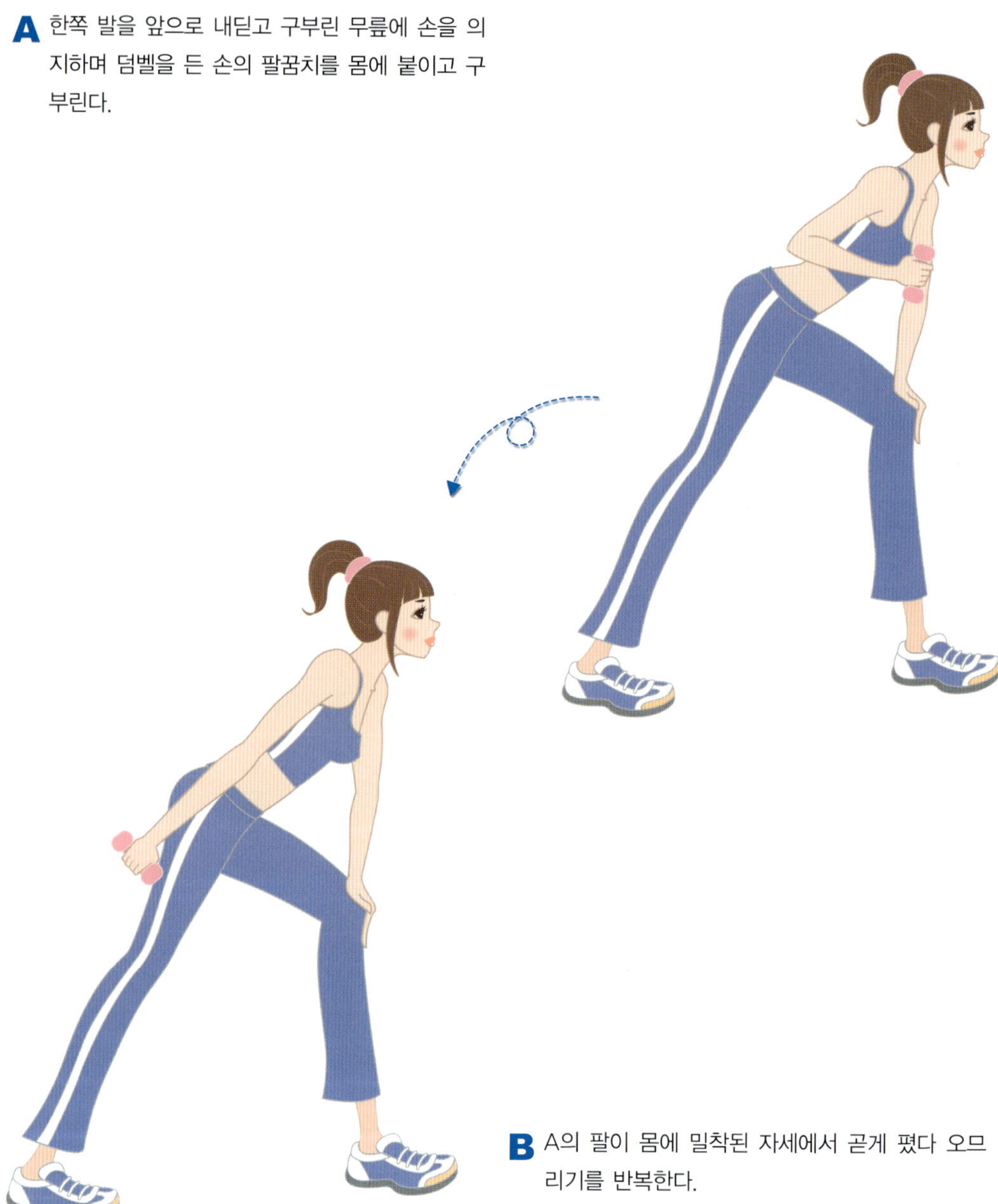

B A의 팔이 몸에 밀착된 자세에서 곧게 폈다 오므
리기를 반복한다.

A 양팔을 귀에 붙인 채 팔을 곧게 편다.

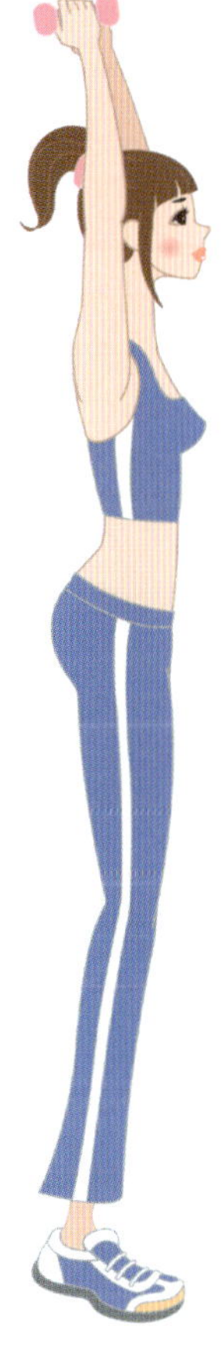

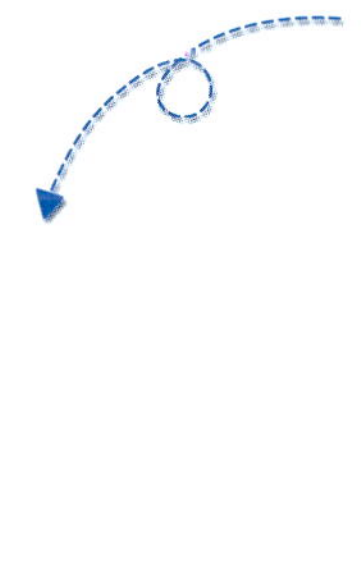

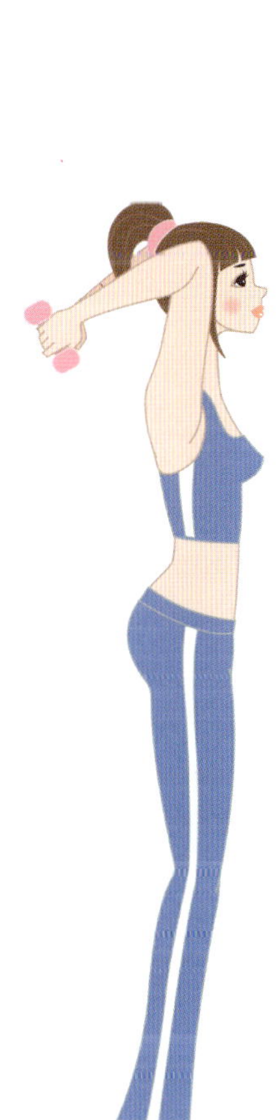

B 팔꿈치를 귀에 붙이고 등에 덤벨이 닿지 않게 구부렸다 펴기를 반복한다(등에 덤벨이 부딪히지 않도록 주의한다).

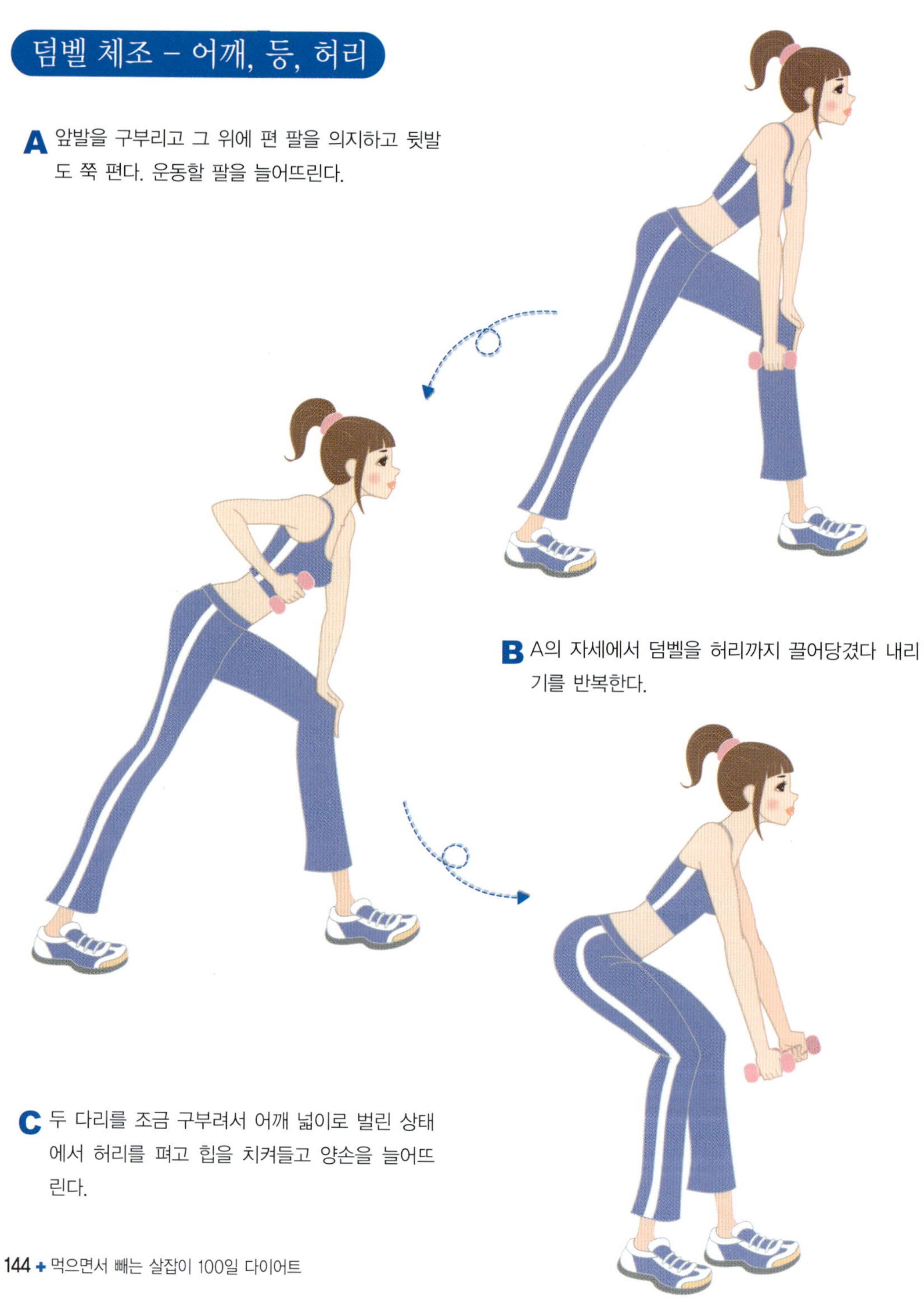

A 앞발을 구부리고 그 위에 편 팔을 의지하고 뒷발
도 쭉 편다. 운동할 팔을 늘어뜨린다.

B A의 자세에서 덤벨을 허리까지 끌어당겼다 내리
기를 반복한다.

C 두 다리를 조금 구부려서 어깨 넓이로 벌린 상태
에서 허리를 펴고 힙을 치켜들고 양손을 늘어뜨
린다.

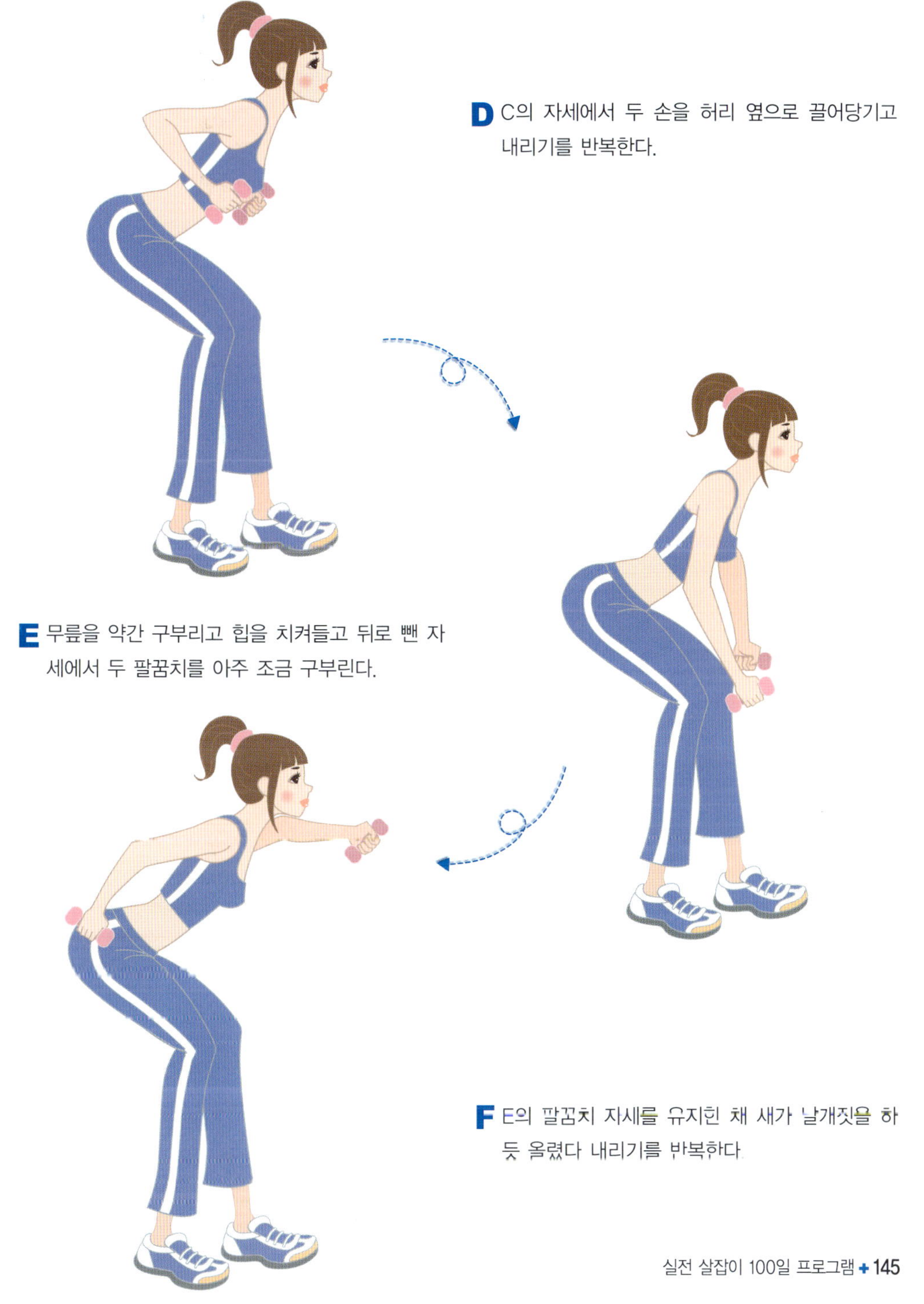

D C의 자세에서 두 손을 허리 옆으로 끌어당기고 내리기를 반복한다.

E 무릎을 약간 구부리고 힙을 치켜들고 뒤로 뺀 자세에서 두 팔꿈치를 아주 조금 구부린다.

F E의 팔꿈치 자세를 유지힌 채 새가 날개짓을 하듯 올렸다 내리기를 반복한다

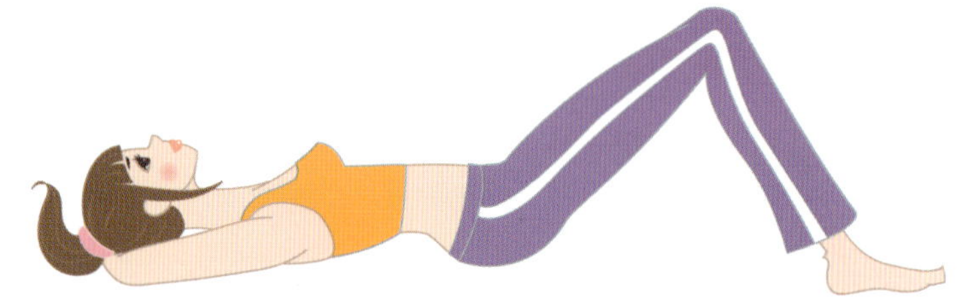

A 머리 밑에 손을 넣고 무릎을 구부려 세운다.

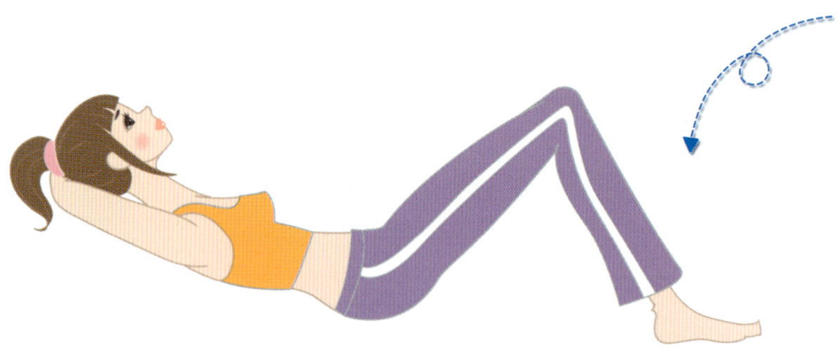

B 목을 구부리지 말고 어깨를 뗀다. 아주 조금만
올리며 빠르게 진행한다.

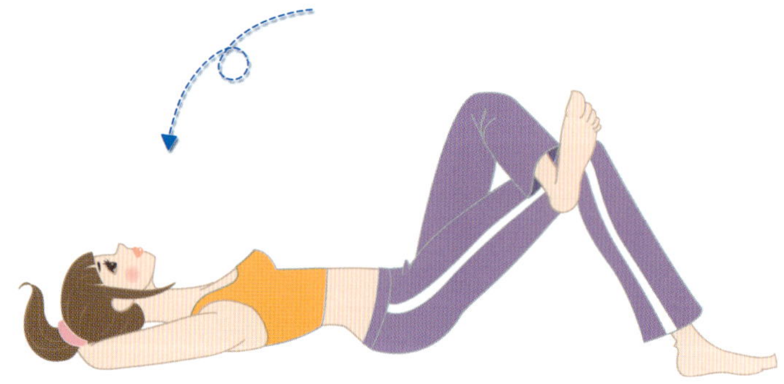

C 무릎 세운 발 위에 한 발을 올리고 올린 발 쪽의
손을 배 위에 놓고, 반대 팔은 머리 밑에 놓는다.

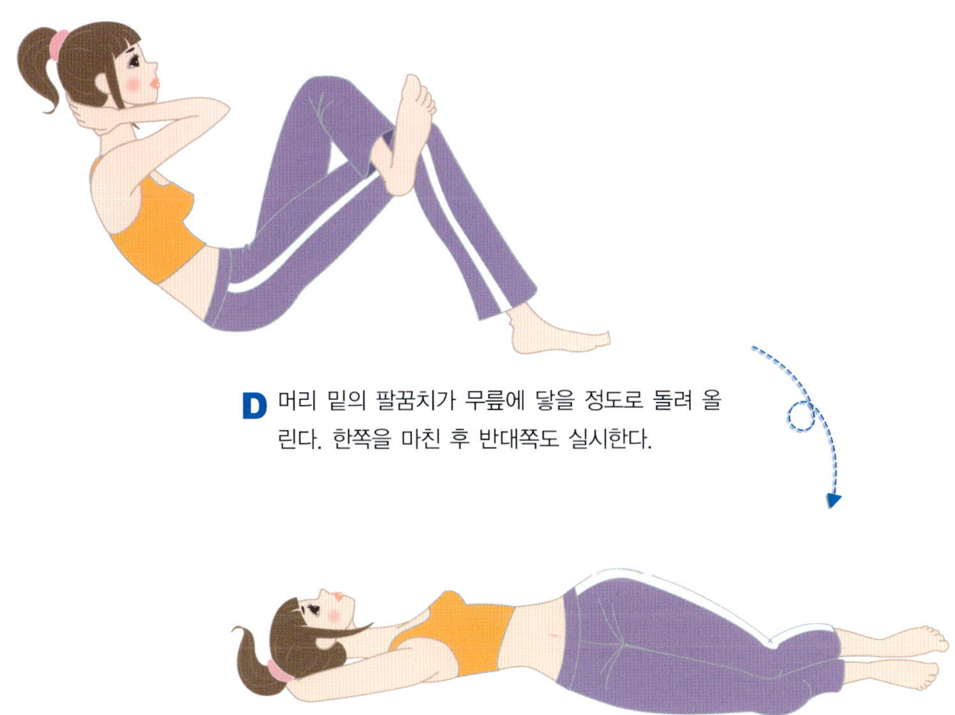

D 머리 밑의 팔꿈치가 무릎에 닿을 정도로 돌려 올린다. 한쪽을 마친 후 반대쪽도 실시한다.

E 무릎을 구부린 채 하체는 옆으로 눕히고 상체는 하늘로 향한다.

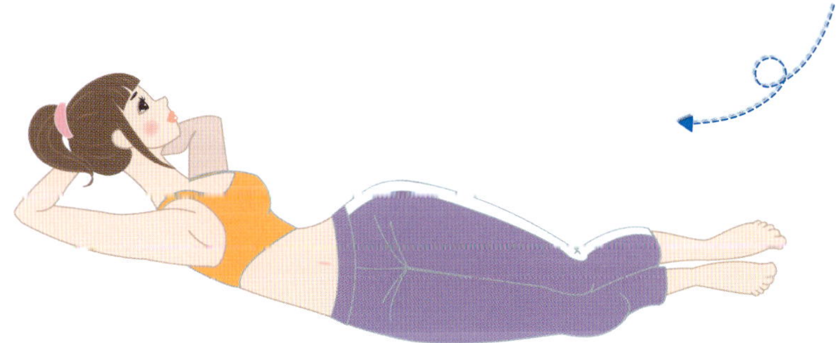

F 목을 꺾지 말고, 어깨를 뗀다는 기분으로 상체를 들어올린다. 하체를 반대쪽으로 눕히고 다시 실시한다.

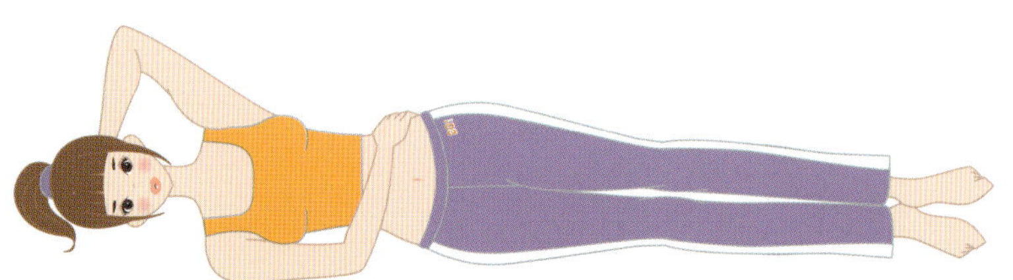

A 옆쪽으로 누워 바닥에 깔린 손을 허리 위에 놓고
위쪽의 손은 머리를 감싼다.

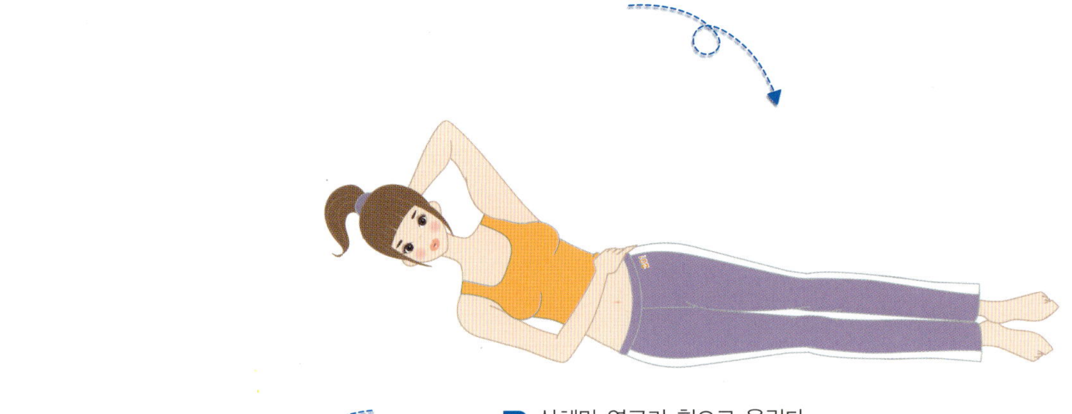

B 상체만 옆구리 힘으로 올린다.

C 옆쪽으로 누워 바닥에 깔린 손을 허리 위에 놓고
위쪽의 손은 머리를 감싼다.

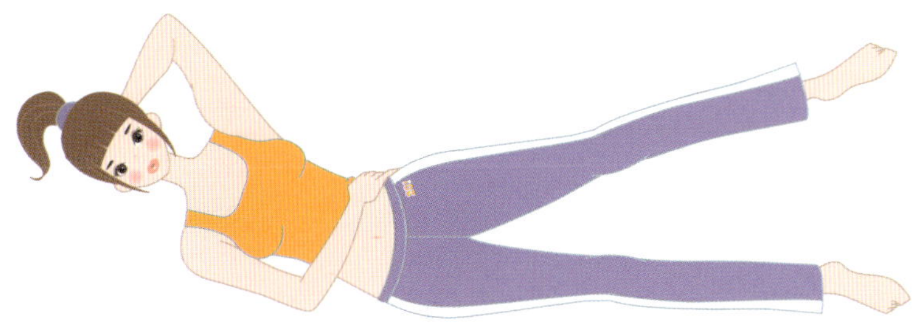

D 한 발과 상체를 동시에 옆구리 힘으로 올린다.

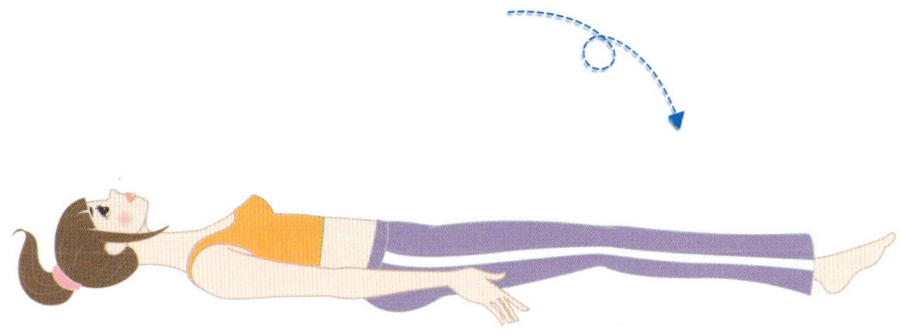

E 힙 옆에 손을 놓고 다리를 편다.

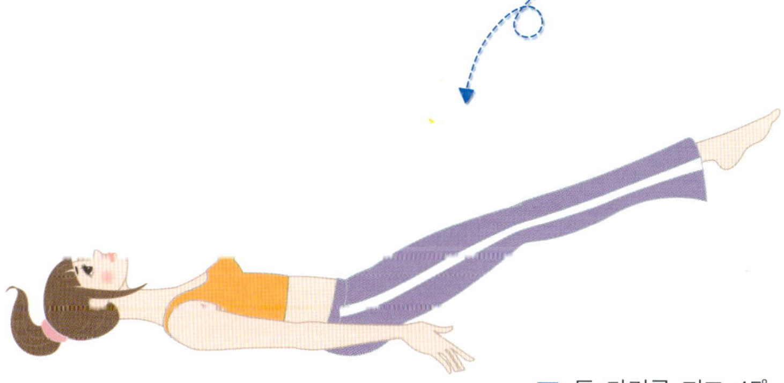

F 두 다리를 펴고 45° 정도로 들어 올렸다 내린다
(허리가 아픈 사람은 90°에서 45°까지만 내리기를 반
복한다).

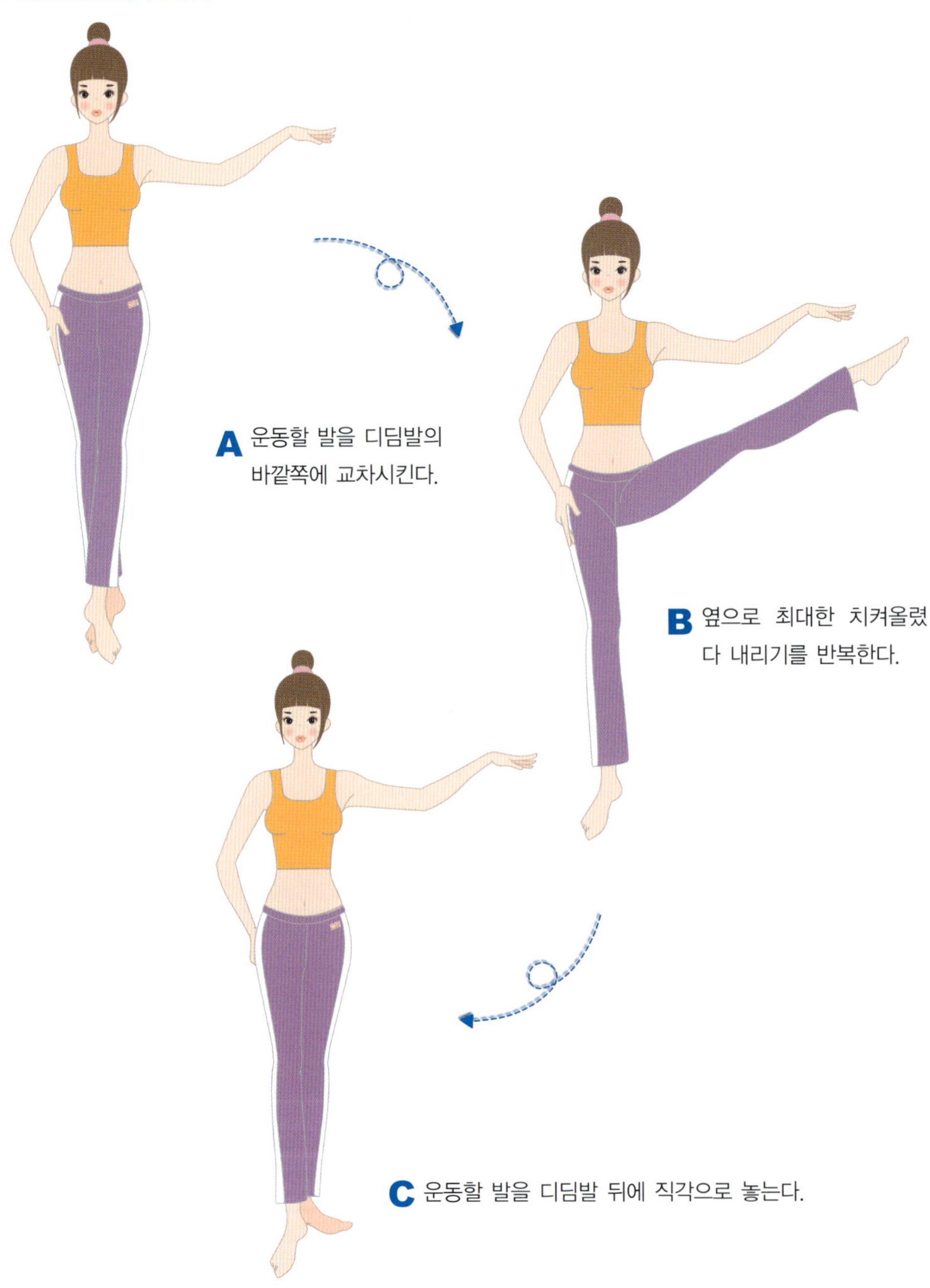

A 운동할 발을 디딤발의 바깥쪽에 교차시킨다.
B 옆으로 최대한 치켜올렸다 내리기를 반복한다.
C 운동할 발을 디딤발 뒤에 직각으로 놓는다.

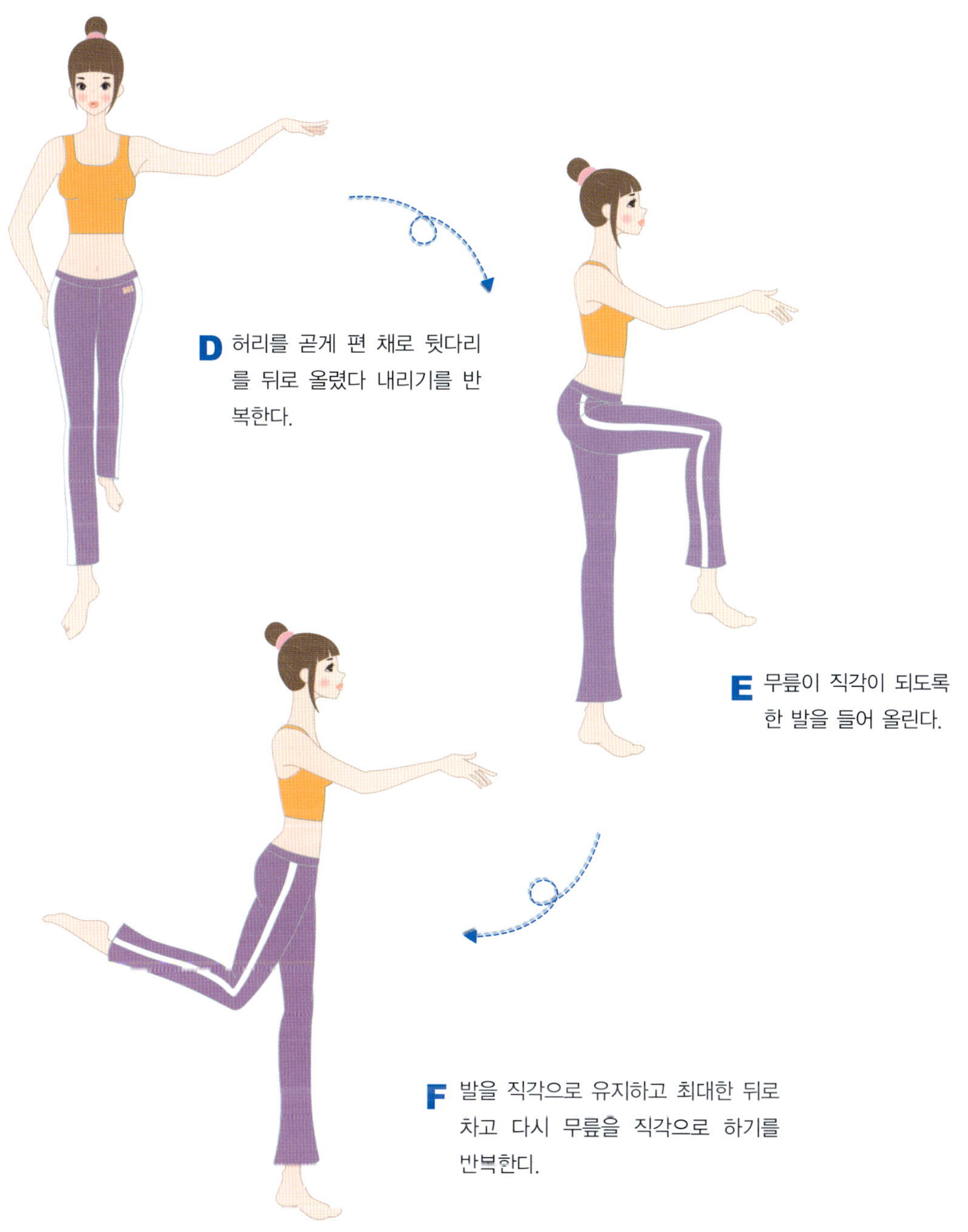

D 허리를 곧게 편 채로 뒷다리
를 뒤로 올렸다 내리기를 반
복한다.

E 무릎이 직각이 되도록
한 발을 들어 올린다.

F 발을 직각으로 유지하고 최대한 뒤로
차고 다시 무릎을 직각으로 하기를
반복한디.

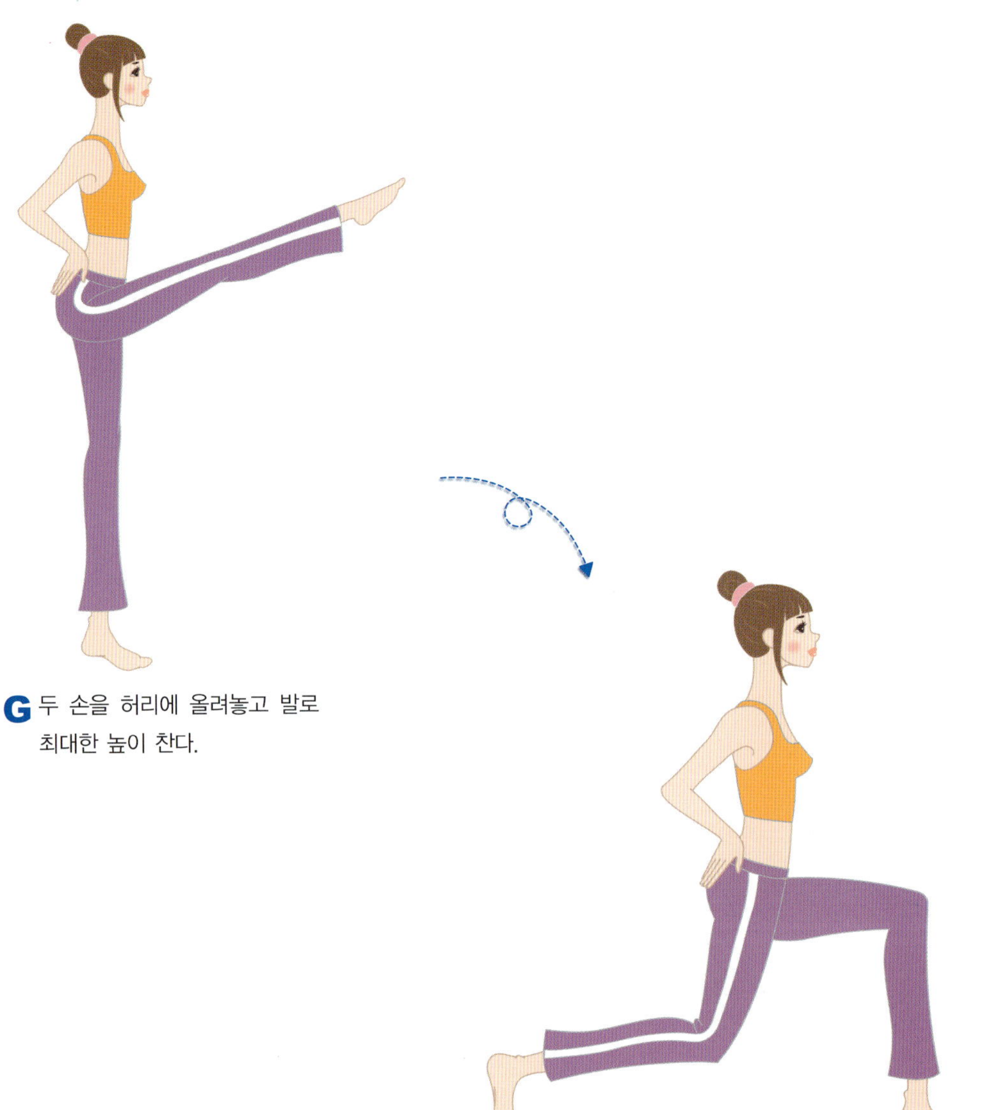

G 두 손을 허리에 올려놓고 발로
최대한 높이 찬다.

H 찼던 발을 뒤로 옮겨 낮은 자세를 취한다.

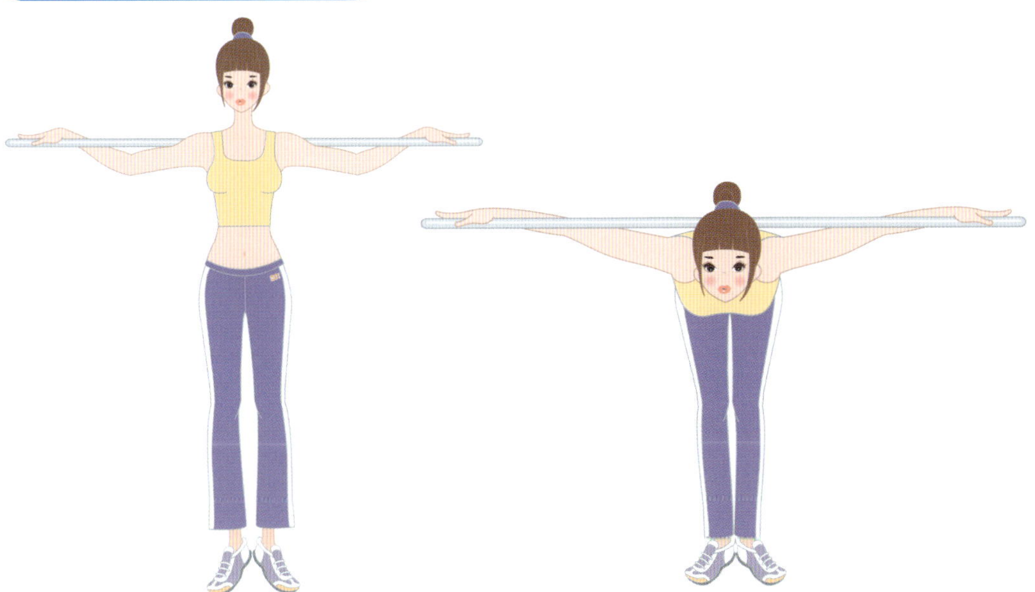

A 봉을 어깨 위에 걸치고 다리를 붙이고 선다. 고개를 들고 힙을 뒤로 빼며 숙인다. 허리를 둥글게 숙이지 않도록 주의해야 한다. 1초마다 반복하면서 되도록 빠르게 진행한다.

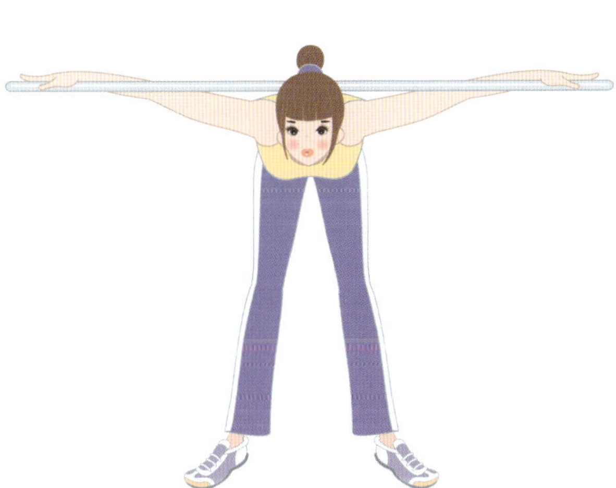

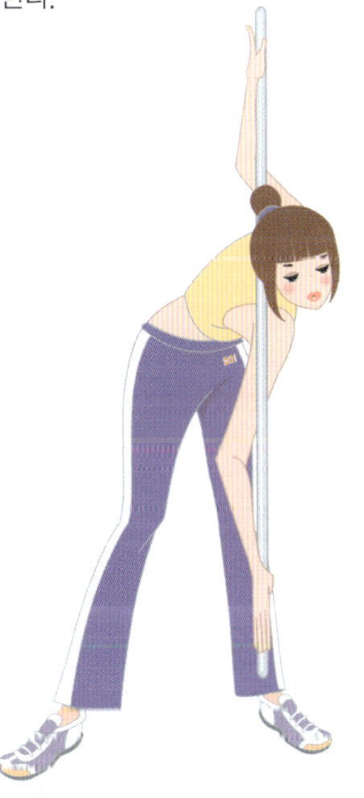

B 다리를 어깨 넓이로 벌리고 펴면서 힙을 뒤로 빼고 굽힌다. 오른쪽 손이 왼쪽 발끝으로, 왼쪽 손이 오른쪽 발끝으로 오도록 반복한다. 역시 1초마다 반복.

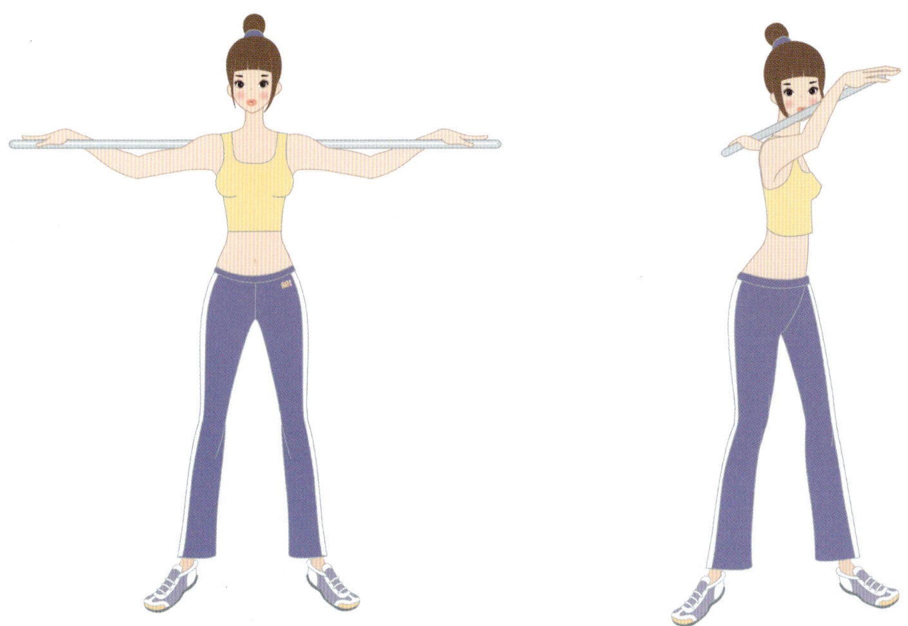

C 어깨 넓이로 발을 벌리고 시선은 정면을 향한 채 좌우로 돌린다. 왕복이 1회다.

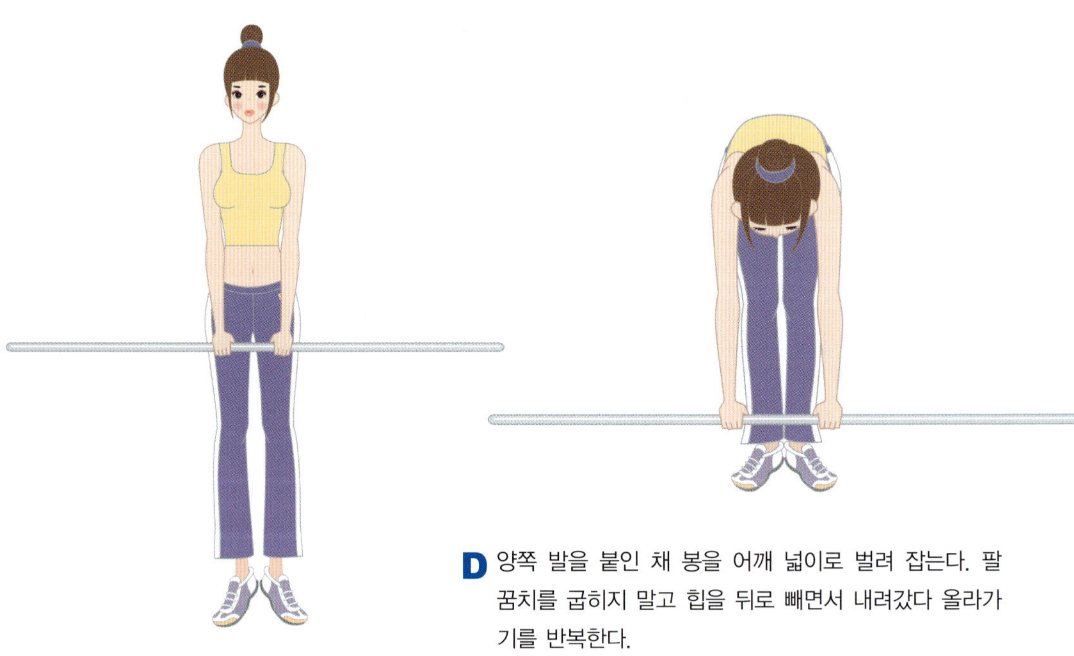

D 양쪽 발을 붙인 채 봉을 어깨 넓이로 벌려 잡는다. 팔꿈치를 굽히지 말고 힙을 뒤로 빼면서 내려갔다 올라가기를 반복한다.

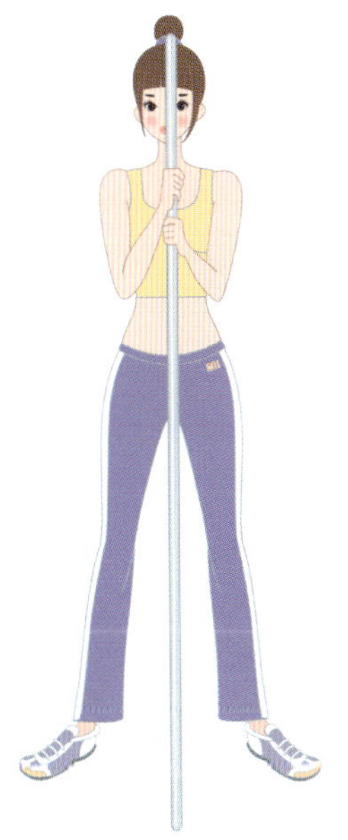

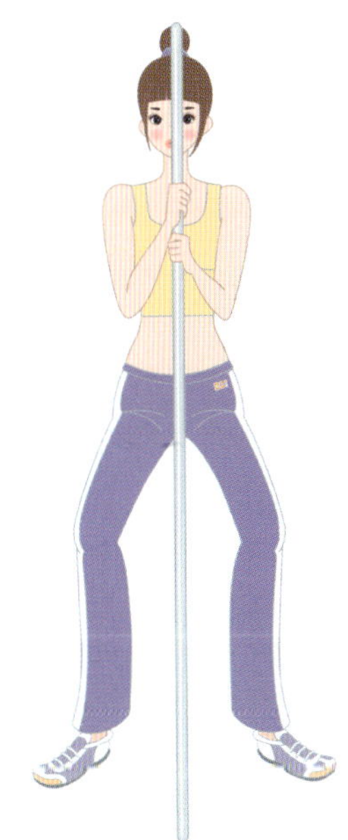

A 봉을 잡고 발끝을 바깥쪽으로 향하고 어깨 넓이로 벌린다. 무릎을 살짝 구부렸다 펴기를 반복한다. 왕복 2회가 1초가 되도록 아주 빠르게 한다(허리를 곧게 펴야 한다).

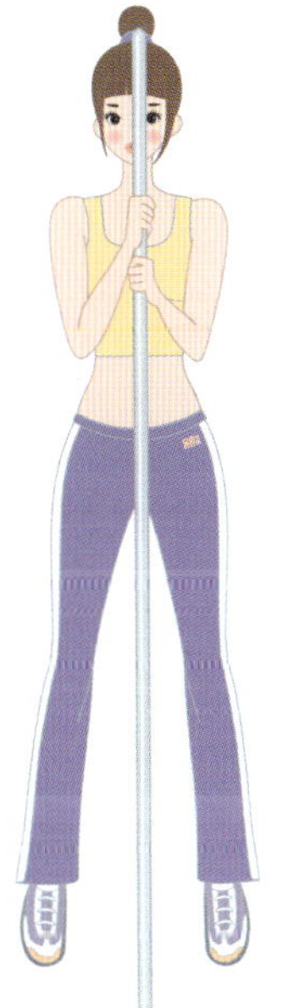

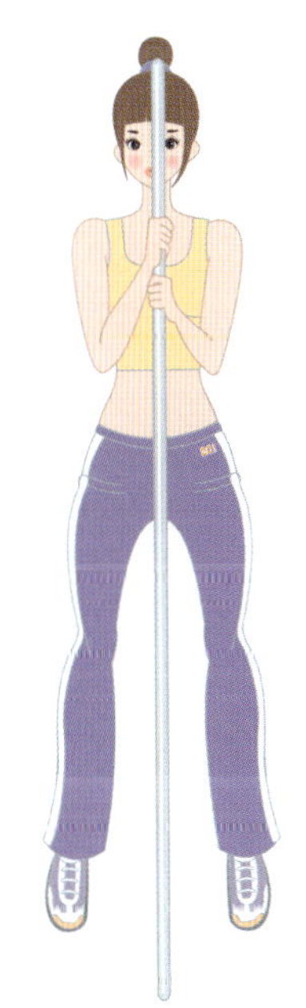

B 발끝이 앞쪽을 향하게 11자 모양으로 서서 살짝 구부렸다 펴기를 반복한다.

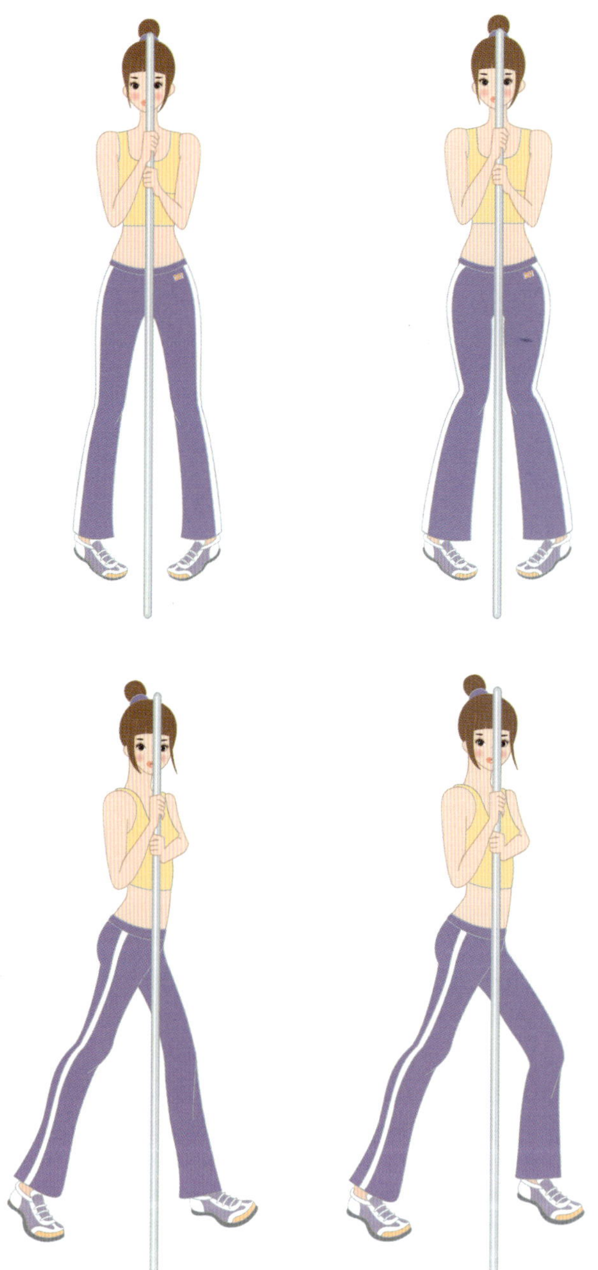

C 발끝을 안쪽으로 향한 자세를 유지
하며 무릎을 조금 구부렸다 펴기를
빠르게 반복한다.

D 발끝을 오른쪽으로 향하고 상체는
정면을 향하며 무릎을 조금 구부
렸다 펴기를 반복한다.

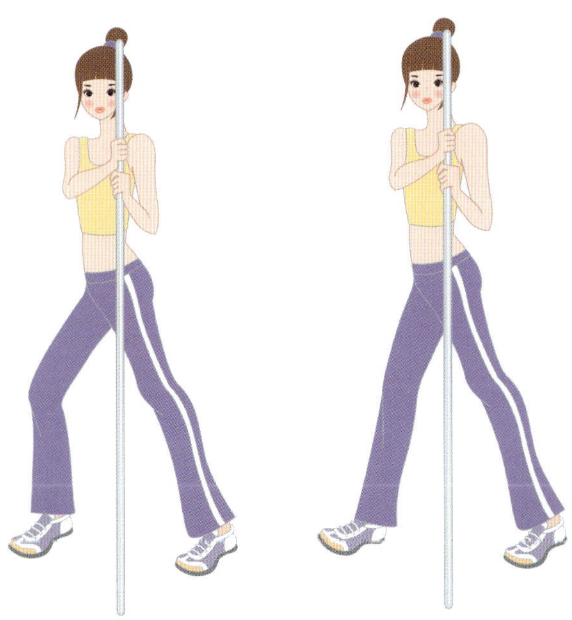

E 발끝을 왼쪽으로 향하고 상체를 정
면으로 향한 채 무릎을 조금 구부
렸다 펴기를 반복한다.

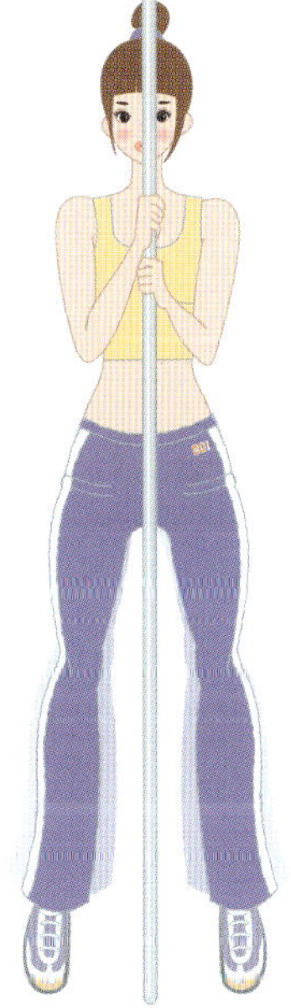

F 무릎을 조금 구부리고 어깨 넓이로
다리를 벌린 상태에서 다리 떨기를
1분 동안 한다. 일명 개다리춤.

다른 부위와 달리 종아리 부분은 근육이 대부분이므로 음식을 덜 먹거나 운동을 한다고 해서 가늘어지지 않는다. 종아리는 지압점 누르기와 마사지를 해서 근육을 풀어주는 운동을 해야 살을 뺄 수 있다.

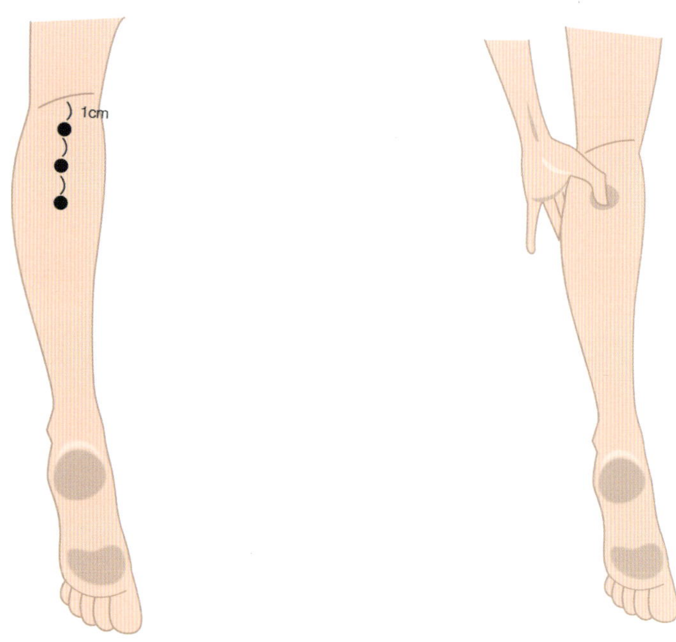

A 무릎 안쪽의 접히는 부분에서 1cm 하단의 중심 부분을 엄지손가락으로 멍이 들지 않을 만큼 7초에 걸쳐서 누른다. 다시 1cm 내려가서 반복한다. 1cm 내려가서 한 번 더 반복한다.

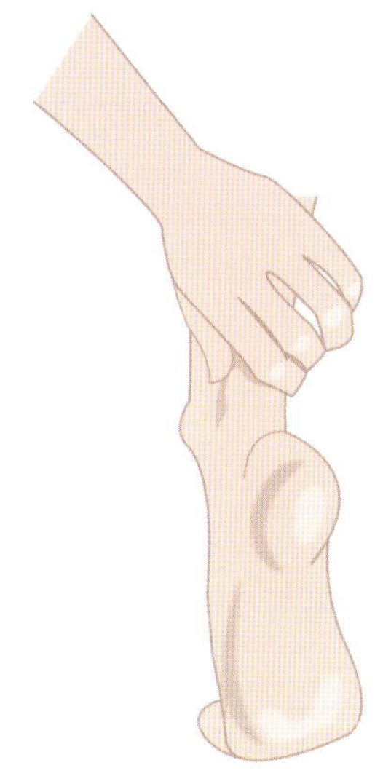

B 발목 뒷부분 아킬레스건 부위를 엄지와 검지로 힘을 주어 30회 정도 마사지한다.

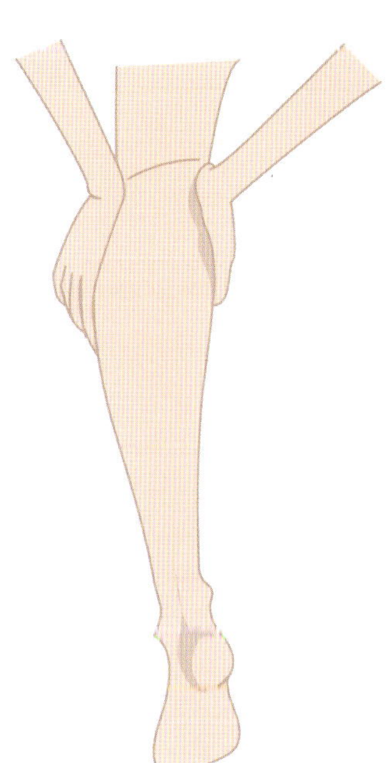

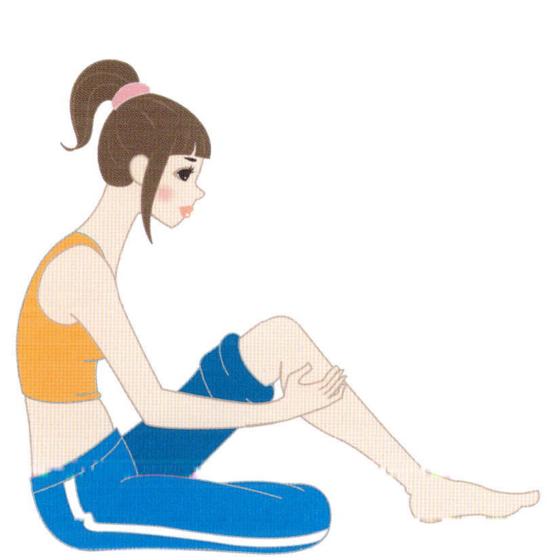

C 양손으로 종아리의 가장 두꺼운 부위를 떡반죽 하듯 30회 주무른다.

장 마사지 체조는 복부 근육을 이완시키고 긴장감을 풀어주는 효과가 있다. 특히 변비와 설사를 진정시키고 자연스러운 배설을 돕는 데 목적이 있다. 배를 위한 마사지는 모두 장의 흐름을 따라 시계 방향으로 실시한다.

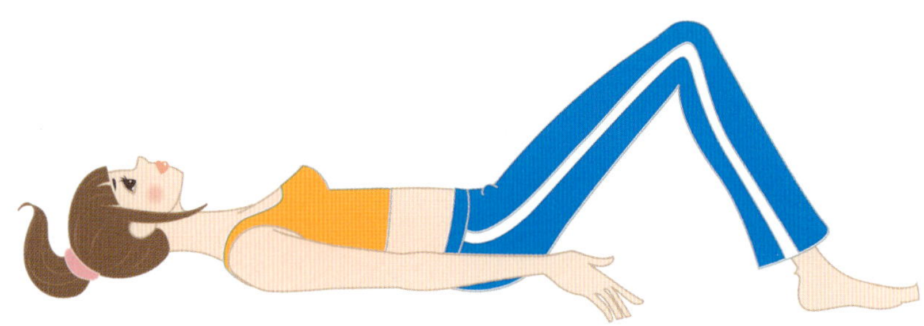

1. 무릎을 세우고 배를 드러낸 채 편안하게 눕는다.

2. 손바닥을 30회 정도 마주 비벼 뜨겁게 만든다.

3. 배 위에 뜨거워진 손바닥을 올려놓고 시계 방향으로 30회 마사지한다.

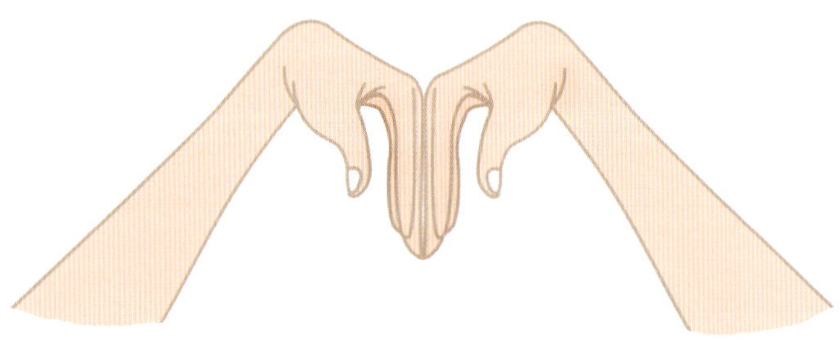

4. 그림과 같이 손끝을 마주하고 다음 페이지의 그림에 나타난 순서대로 누른다.
   누를 때 입으로 숨을 내쉬고 코로 들이마신다.

5. 다시 손바닥을 마주 비벼 3번과 4번 과정을 반복한다.

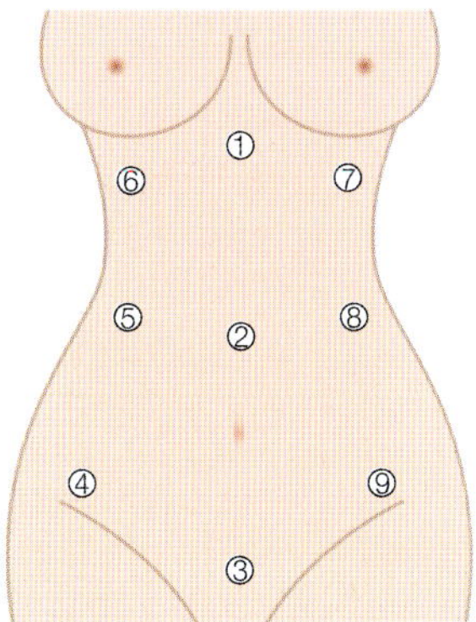

6. 아침에 일어나서 공복에 한 번, 저녁 잠자리에 들기 전에 한 번씩 총 하루에 2회씩 실행한다.

주의! 임신 중이거나 생리 기간 그리고 음주 후에는 하지 않는다.

변비는 병이 아니었다! – 초이 님

살잡이만 잘 하면 변비란 없다. 나는 그 지긋지긋한 변비를 참 오래 달고 다녔다. 어릴 때부터 걸핏하면 굶어댔으니 각 부위의 장기가 제 기능을 할 리도 없었겠지. 초등학교 때는 살이 좀 오른다 싶으면 저녁을 굶었고, 중·고등학교와 대학을 거쳐 직장생활을 할 때는 아침에 샤워할 시간은 있어도 밥 먹을 시간이 없어 굶었다. 어쩌다 가끔 아침에 밥을 먹으면 오전 내내 속이 부대껴서 더 힘이 빠졌다.

주위에서 살 빼려면 아침을 먹어야 한다는 소리를 자주 들었지만 시간이 없었다. 그러니 노상 굶을 수밖에. 그러다 보니 항상 변비를 달고 살았던 것이다. 어찌 보면 나의 대장이 (대장님 아님. ㅎㅎ) 활동할 힘조차 주지 않았던 것인데…. 다시마부터 시작해서 각종 요구르트까지 장에 좋다는 온갖 간식을 항상 입에 달고 살았다. 어찌 보면 매끼 식사마다 버리기를 하기 위해 먹는 건강 식품 값이 더 들었다. 휴우~.

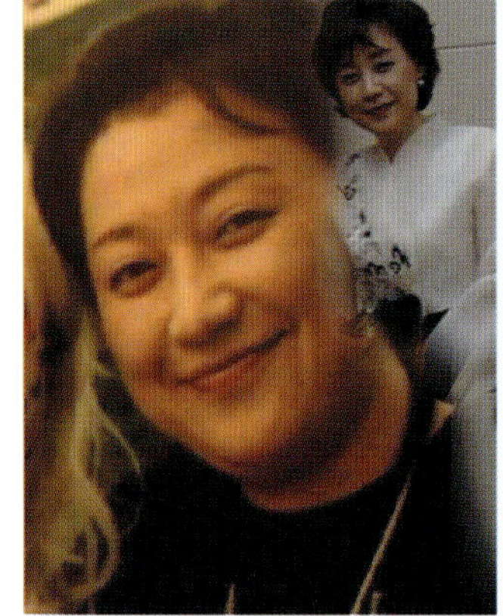

1차전을 하면서 가끔 탄탄한 장이 말을 잘 안 들어서 '버리기 특별 식단'을 받기도 했었다.

점점 살잡이 건강식으로 몸 컨디션이 살아나면서 내가 20년 동안 달고 살았던 변비란 녀석이 결코 병이 아니라 잘못된 생활 습관에서 왔다는 사실을 알게 됐다. 그 결과 내 장은 아무 이상이 없었으며, 지극히 건강하고 정상인 장이란 걸 알았다. 게으른 생활 습관 때문에 그동안 변비랍시고 갖다 버린 돈이 너무 아깝다는 생각이 든다. 아침 공복에 먹은 과일이나 야채가 밤새 몸속에 쌓인 노폐물을 빼주면서 자연스레 버리기를 해주니 이 또한 즐겁지 않은가? 더 늦기 전에 건강하게 사는 법을 배울 수 있어서 정말 감사하다.

중독되어도 좋다. 살잡이 100일 – 미국의 제시카 님

난 살잡이 중독증인지도 모르겠다. 100일 동안 할 때는 무척 힘들고 짜증도 났지만, 하고 나면 살빠지는 맛에 그만둘 수가 없다.

방금 한국에 계신 엄마와 통화했는데 요즘에 그렇게 일찍 일어나느냐고 물으셨다.

살잡이 효과인 것 같다. 전에는 거의 오전 10시, 11시까지 잤는데 살잡이를 하면서 '하루 동안 내가 해야 할 일이 있구나' 라는 생각에 하루하루가 즐거웠다. 이젠 더욱더 부지런해져서 공부도 좀 해보고 싶다.

'살잡이도 했는데 그거 못 하겠어?' 라는 자신감도 덩달아 생긴다.

아직 11일밖에 되지 않았지만 정말 이번에는 100일 동안 바보처럼 지내려고 한다.

처음 살잡이를 할 때는 체중에 집착해서 더 힘이 들었는지 모른다. 음식의 유혹도 굉장했다. 그래서 그랬는지 살잡이 80일 만에 술김에 피자 호빵을 먹고 말았다. 이번에는 전과 달리 어느 정도 여유가 있다. 음식 유혹도 그

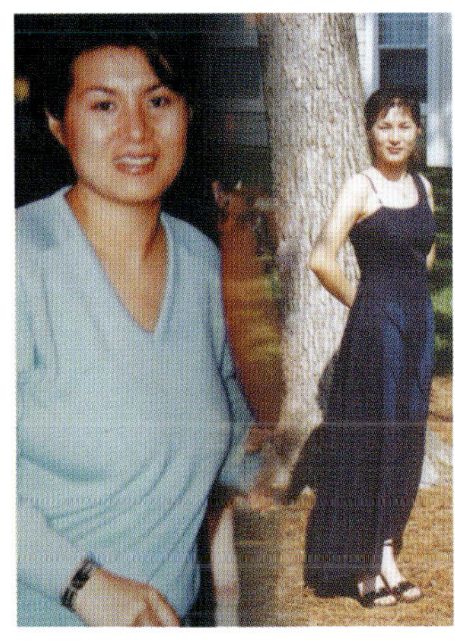

다지 생기지 않는다.

살잡이를 시작하려는 분들도 체중에 너무 집착하지 말기 바란다. 그러면 이 프로그램이 힘들게 느껴질 수 있다. 운동량이 많아져도 음식에 대한 유혹은 끊임이 없다. 게다가 한국은 맛있는 음식이 많아서 너욱 살빼기가 힘들다. 그저 바보처럼 마음 편히 생활하면 어느새 나도 모르게 100일이 훌쩍 지나가 버릴 것이다. 나 또한 그렇게 생각하면서 살잡이를 생활화하고 있는 중이다. 처음이 힘들지 두 번째는 쉽다.